ÉTUDE PATHOGÉNIQUE ET CLINIQUE

SUR

L'OBLITÉRATION DES TRONCS ARTÉRIELS

DANS LA

FIÈVRE TYPHOÏDE

PAR

Albert BERTHOUD

DOCTEUR EN MÉDECINE DE LA FACULTÉ DE PARIS

Médecin stagiaire au Val-de-Grâce.

PARIS

ALPHONSE DERENNE

52, Boulevard Saint-Michel, 52

1881

ÉTUDE PATHOGÉNIQUE ET CLINIQUE

SUR

L'OBLITÉRATION DES TRONCS ARTÉRIELS

DANS LA

FIÈVRE TYPHOÏDE

PAR

Albert BERTHOUD

DOCTEUR EN MÉDECINE DE LA FACULTÉ DE PARIS

Médecin stagiaire au Val-de-Grâce.

PARIS

ALPHONSE DERENNE

52, Boulevard Saint-Michel, 52

1881

A MES GRANDS-PARENTS

A MON PÈRE ET A MA MÈRE

A MES FRÈRES

A TOUS MES PARENTS

A MES AMIS

L'OBLITÉRATION DES TRONCS ARTÉRIELS

DANS LA FIÈVRE TYPHOÏDE

INTRODUCTION

En novembre 1878, nous avons eu l'occasion d'observer à l'hôpital militaire de Saint-Martin, dans le service de M. le médecin en chef Molard, un cas de gangrène sèche de la jambe gauche survenue chez un soldat atteint de fièvre typhoïde. Ce fait, alors tout nouveau pour nous, a vivement attiré notre attention. Nous avons tenu à étudier de plus près cette intéressante complication de la dothiénentérie, encore peu décrite dans les traités classiques de pathologie, et nous avons fait de cette étude le but de notre thèse inaugurale.

Notre travail est divisé en cinq chapitres :

Chapitre I. — Historique.

Chapitre II. — Origine des oblitérations artérielles dans la fièvre typhoïde.

Que M. le D' Maldant, auquel nous devons de pouvoir ajouter un fait nouveau à ceux déjà connus, reçoive ici le témoignage de notre vive gratitude.

Qu'il nous soit également permis de remercier M. le professeur Potain qui a bien voulu accepter la présidence de notre thèse.

CHAPITRE I

HISTORIQUE

La formation de caillots dans le système artériel pendant
la vie est si importante à étudier, au point de vue de son
mécanisme et de ses conséquences, qu'elle a dû fixer de
tout temps l'attention des observateurs. Galien relate, en
effet, un cas de mort subite survenue chez un malade atteint
d'affection du cœur, et il cherche à l'expliquer par l'hypothèse du transport dans la veine artérielle (artère pulmonaire) d'un polype du cœur produisant ainsi un arrêt dans
la circulation des esprits animaux.

Vérade, le premier, signale, sans toutefois s'en rendre
compte, la coïncidence des gangrènes périphériques avec les
maladies du cœur.

Après la découverte de Harvey, la question commence à
entrer dans une voie réellement scientifique ; et, depuis
cette époque jusqu'à nos jours, elle a donné lieu à un grand
nombre de travaux remarquables, où sont défendues tour
à tour, comme causes de l'oblitération, la doctrine de l'artérite et la doctrine de l'embolie.

Au xvii* siècle, Th. Bonnet a décrit les concrétions fibrineuses (polypes) qu'on rencontre si souvent dans les cavités
du cœur, et qui, battues par le courant sanguin, sont arra-
chées et transportées au loin dans l'arbre circulatoire.
« Pour peu, dit-il, que ces polypes soient fragiles (*si fra-*

cidiora sint), le courant sanguin peut les arracher (*abrump-tur*) et les entraîner, soit dans le système aortique vers le cerveau, soit dans l'artère pulmonaire. »

Au siècle suivant, Boerhaave et van Swieten étudièrent plus complètement ces caillots cardiaques et leurs migrations. Van Swieten, le premier, injecta de l'alcool concentré dans les veines crurales à des chiens, et détermina ainsi des thrombus qui, poussés par le courant sanguin dans l'artère pulmonaire, s'y fixèrent et occasionnèrent une grande anxiété, de la soif d'air, des efforts convulsifs d'inspiration et une mort rapide.

La conception de l'embolie se dégageait donc évidente et déjà presque complète de ces différents travaux. Jusque-là cependant, les auteurs ne s'étaient guère préoccupés que des polypes du cœur, seule source embolique alors connue ; les véritables conditions de la coagulation du sang dans les vaisseaux étaient totalement ignorées, et les lésions vasculaires périphériques à peine soupçonnées.

Avec Hunter et Bichat, la question entre dans une phase nouvelle. La migration des caillots rentre dans l'ombre ; toutes les coagulations intra-vasculaires sont regardées comme nées sur place, comme le résultat de l'inflammation des parois du vaisseau. Bouillaud soutient et développe avec éclat sa théorie séduisante de l'angio-cardite. Presque en même temps, Roche et Dupuytren placent l'inflammation à l'origine de toutes les concrétions sanguines et de la gangrène dite spontanée. Cruveilhier résume l'opinion régnante dans ces formules : « La phlébite domine toute la pathologie, l'inflammation n'est qu'une phlébite capillaire. »

Plus tard, les idées de transport mécanique furent reprises par Magendie, Darcet, Sédillot, qui provoquèrent expérimentalement des obstructions vasculaires.

Alibert (1828) se demande si le sang en lui-même ne pouvait pas renfermer les causes de la coagulation et donner naissance à des caillots qui produiraient ainsi l'inflammation artérielle, au lieu d'en être le résultat. .V. François (1832) se pose la même question : « Des caillots formés dans le cœur ou dans la continuité des vaisseaux artériels ne peuvent-ils pas s'en séparer et s'arrêter là où le calibre des tuyaux est trop rétréci pour leur donner passage? »

M. Hardy (*Thèse de concours*, 1838) écrit l'histoire des concrétions sanguines et ne signale pas la possibilité de leurs migrations.

Legroux publie, en 1856, un cas bien net d'oblitération artérielle par embolie et en tire des déductions précises. Mais, déjà la question avait été tranchée en Allemagne, où Virchow venait d'établir sur des bases inébranlables la doctrine de l'embolie.

Citons enfin les remarquables travaux de Velpeau, Schützenberger, de M. Bucquoy, qui fait en 1863 (*Thèse de concours*) l'histoire des progrès accomplis de 1838 à 1863, de MM. Hecht (*Thèse de concours*, 1857), Charcot, Feltz, Vulpian, Prévost et Cotard.

Si maintenant nous envisageons l'histoire des oblitérations artérielles au point de vue tout spécial qui va nous occuper, c'est-à-dire dans la fièvre typhoïde, nous voyons qu'elle est de date relativement récente. Chomel et Trousseau déclarent n'avoir jamais rencontré cette complication dans le cours de leur immense pratique. Louis n'en fait pas mention dans son beau *Traité de la fièvre typhoïde.*

En France, l'attention fut, pour la première fois, sérieusement appelée sur cette question par Bourgeois d'Étampes (*Communication à la Société médicale des hôpitaux,* 1857) qui, ayant observé deux cas de gangrène sèche des membres inférieurs dans la fièvre typhoïde, invoqua pour les expliquer, une métastase sur les nerfs de la jambe. Les accidents signalés par Bourgeois étaient alors si peu connus que Béhier, chargé de rendre compte à la Société du mémoire de cet auteur, n'hésita pas à déclarer qu'il n'existait pas « de fait bien démontré de la coexistence d'une fièvre typhoïde avec la gangrène de tout un membre et surtout avec une gangrène sèche. « Après avoir résumé l'intéressante discussion qu'avaient soulevée le rapport de Béhier et la réponse de Bourgeois, M. Dechambre conclut à son tour que, dans les observations analysées par Béhier « la subordination de la gangrène à la maladie générale ne paraissait pas assez démontrée pour qu'on pût, sur ces seules données, accueillir sans réserves un nouveau chapitre à l'histoire de la fièvre typhoïde. »

Les observations les plus récentes ont cependant donné raison à Bourgeois. Bien plus, des faits constatés à diverses époques antérieures ont été retrouvés. C'est ainsi que Adrien Favre (*Gazette médicale,* 1821), Alibert (*Thèse de Paris,* 1828), de Larroque (1847, *Traité de la fièvre typhoïde*), avaient observé chacun un cas analogue à ceux de Bourgeois. Toutefois, les travaux de ces divers auteurs ne présentaient pas toutes les conditions de rigueur et de précision désirables, surtout au point de vue pathogénique.

Mais à partir de 1861, des observations plus concluantes furent communiquées à divers journaux de médecine. Parmi ces dernières, nous signalerons celles de Bourguet, d'Aix (1861), de L. Blondeau (1862, citée par Trousseau in *Clinique médicale de l'Hôtel-Dieu*), de Patry (1863), de MM. de Cauvy (1871), Hayem (1875), Lereboullet (1877), Frison et Mercier (*Archives de médecine*, octobre 1878).

Citons enfin les exemples rapportés à l'étranger par : Hildebrand (1806), Virchow, Stich, Magnus Hüss et von Franque ; par Squintani de Brême (1867), par le Dr Morax (*Bulletin de la Société médicale de la Suisse*, 1869), par le Dr Bourdeau (*Archives médicales belges*, 1874).

CHAPITRE II

D'une manière générale, la coagulation du sang dans les artères se fait par deux mécanismes bien différents l'un de l'autre et qu'il importe de préciser tout d'abord :

1° Par embolie (de εμβάλλειν, lancer dedans). Le vaisseau est brusquement oblitéré par un corps étranger en circulation dans le sang ; cet embolus s'arrête quand il arrive dans une portion du système artériel dont le calibre est trop faible pour lui donner passage. L'effet produit est en tout comparable à ce qu'on observe après une ligature : d'un côté, arrêt de la circulation dans le vaisseau oblitéré, de l'autre, formation de caillots en arrière de l'obstacle.

2° Par thrombose. Deux causes principales favorisent la coagulation spontanée du sang dans les vaisseaux : le ralentissement de la circulation et l'altération des parois vasculaires. A ces causes, nous pourrions en ajouter une troisième, c'est une modification particulière de la fibrine, la rendant plus facilement coagulable (inopexie de J. Vogel).

Lequel de ces deux mécanismes devons-nous invoquer dans les oblitérations artérielles d'origine typhoïde ? Sont-ils capables l'un et l'autre de nous en donner une explication satisfaisante ? C'est ce que nous allons essayer d'établir, en présentant des faits observés une interprétation aussi rigoureuse que possible, et en mettant à profit, dans cette partie difficile de notre tâche, les travaux déjà publiés.

1° *Embolie dans la fièvre typhoïde.*

Les oblitérations artérielles de la dothiénentérie ont été attribuées par la plupart de ceux qui les ont observées à des embolies d'origine cardiaque. Le Dr Debierre (1) analyse ces observations dans sa thèse inaugurale et arrive à la conclusion suivante : « Pour des motifs basés sur l'absence d'endartérite primitive, sur les conditions d'état et de circulation du sang, sur la fréquence de l'altération cardiaque, sur la nature des caillots, sur la dissémination et la succession, dans certains cas, des obstructions, sur les phénomènes symptomatologiques, nous nous croyons autorisé à rapporter ces oblitérations à des caillots emboliques dont la source est le cœur. »

Le Dr Mercier (2), dans un mémoire très-intéressant publié en 1878, se range à l'avis de M. Debierre sur l'origine de ces oblitérations artérielles, et la thèse du Dr Chauveau (3) se termine par cette conclusion : « Les gangrènes en masse de la fièvre typhoïde sont sous la dépendance d'obstructions artérielles, qui quelquefois peut-être résul-

1. Debierre, thèse de Paris 1877 : *Des oblitérations artérielles dans la fièvre typhoïde. Essai sur leur origine.*

2. *De la gangrène sèche des membres dans la fièvre typhoïde*, par M. Mercier, médecin aide-major (*Archives de médecine*, octobre 1878).

3. *Essai critique sur la pathogénie des gangrènes en masse dans la fièvre typhoïde*, par A. Chauveau (Th. de Paris 1878, n° 434).

tent d'une artérite primitive, mais qui paraissent le plus souvent se relier à la production d'embolies. »

Il existe, en effet, dans la dothiénentérie, une cause puissante d'embolies qui a été surtout mise en évidence par M. Hayem (1) dans ses belles cliniques de la Charité sur les manifestations cardiaques de la fièvre typhoïde : nous voulons parler de la myocardite qui, pour M. Hayem, ne constitue qu'une des localisations des dégénérescences musculaires si communes dans le dothiénentérie et se trouve liée aux altérations du sang en même temps qu'à l'élévation de la température.

La myocardite qui, d'ailleurs, a été signalée dans la plupart des maladies infectieuses (typhus pétéchial, Stokes ; variole, Desnos et Huchard ; érysipèle, Jaccoud et Sevestre ; croup et diphthérie, Bouchut et Labadie-Lagrave ; fièvres intermittentes graves qui règnent notamment en Afrique, Vallin), est une complication très fréquente de la fièvre typhoïde. Zenker l'a rencontrée 10 fois sur 21 cas de dothiénentérie, Hoffman 56 fois sur 150 cas, et M. Hayem pense qu'elle est constante quand les malades succombent dans la période de défervescence : « Vous observerez peu d'exemples de fièvre typhoïde sans noter l'apparition dans le cours du troisième septenaire d'un affaiblissement marqué du cœur. C'est donc là un fait d'une grande importance et il se révèle non-seulement par l'examen précordial, mais encore par celui du pouls qui offre souvent des intermittences. »

Wagner est d'un avis semblable et Griesinger dit : « j'ai

1. *Des manifestations cardiaques de la fièvre typhoïde*, par G. Hayem, in Progrès médical, 1875.

fréquemment rencontré cet état morbide, mais plus souvent dans la deuxième que dans la première période de la maladie. » C'est précisément à cette période que les dégénérescence cireuses des muscles ont la plus grande tendance à se manifester, et c'est aussi à cette époque qu'on voit habituellement survenir les oblitérations artérielles.

Dans ses formes légères, la myocardite se traduit par un affaiblissement du choc précordial (parésie cardiaque) ; les battements sont sourds, mal frappés. A un degré plus avancé, ceux-ci deviennent irréguliers, il y a des faux pas du cœur ; et ces troubles profonds dans le jeu de l'organe central de la circulation se traduisent à la périphérie par des intermittences du pouls. L'orifice auriculo-ventriculaire, impuissant à résister à la poussée de l'ondée sanguine, se laisse distendre passivement ; ou bien, les muscles papillaires dégénérés sont incapables de tendre convenablement les valvules ; de là une occlusion incomplète, une véritable insuffisance fonctionnelle qui explique l'apparition assez fréquente de bruit de souffle. Mais ce qu'il faut bien savoir, c'est qu'à aucune période, les malades n'éprouvent de douleur précordiale ; rarement ils attirent l'attention de ce côté, et si l'on néglige d'interroger chaque jour l'état du cœur et du pouls, la lésion passera le plus souvent inaperçue.

Qu'elle soit reconnue ou non, qu'elle soit grave ou légère, la myocardite a pour effet immédiat le ralentissement notable de la circulation. Or, la surface interne des cavités cardiaques présente des saillies, des aspérités constituées par les muscles papillaires et leurs tendons ; entre ces reliefs, des dépressions, des sortes de culs-de-sac où le sang peut séjourner, et cela d'autant plus complètement que la myo-cardite est plus intense et le courant sanguin plus ralenti. Affaiblissement des contractions du cœur, aspérités auxquelles la fibrine tend à s'attacher, culs-de-sac où stagne le sang, altérations de ce liquide qui le rendent plus facilement coagulable, voilà autant de raisons qui nous font concevoir la formation de caillots intra-cardiaques et par suite la production facile d'embolies.

D'un autre côté, M. Hayem a montré que, dans la myo-cardite, les vaisseaux bordant la membrane interne du cœur sont gonflés, obstrués par une masse de globules dont beaucoup même sont extravasés, et que certains foyers inflammatoires touchent directement l'endocarde dont la tunique connective serait souvent altérée. Dès lors, cette endocardite, si légère même qu'on la suppose, expliquerait à elle seule la formation de caillots dans le cœur ; car « il suffit que le plasma sanguin se trouve au contact d'un corps rugueux, d'une surface autre que celle de certains éléments anatomiques, tels que les épithéliums, pour que la plasmine se dédouble, sans que la cause primitive du phénomène nous soit absolument connue (Robin). »

Il nous reste maintenant à établir par des faits que ces caillots formés dans les cavités cardiaques sont susceptibles de donner naissance à des embolies qui vont oblitérer les troncs artériels de la périphérie.

Observation I

Fièvre typhoïde. — Gangrène sèche de la jambe et du pied gauche
(par le Dr G. Hayem, *Progrès médical*, 1875).

Jeune fille de 23 ans, habituellement bien portante, infirmière à la Charité, est prise des symptômes du début d'une fièvre typhoïde le 22 février et entre dans le service de M. Hayem.

Les symptômes de la fièvre typhoïde s'accentuent de plus en plus, et le 3 mars on voit survenir des taches rosées lenticulaires. Les phénomènes nerveux sont assez márqués ; la malade présente même un peu de subdélirium et des soubresauts des tendons ; cependant M. Hayem considère plutôt cette fièvre typhoïde comme une forme abdominale de la maladie que comme une forme cérébrale.

Le 3 mars. — A la visite du matin, on constate un très léger murmure à la pointe du cœur et au premier temps.

Le 7 mars. — Le souffle s'étendait jusqu'à la base en conservant un timbre doux, et il existait en même temps un souffle intermittent dans les vaisseaux du cou.

Le 14 mars. — Il est survenu un affaiblissement notable du premier bruit, et la succession des bruits du cœur a pris assez nettement les caractères du rhythme fœtal.

C'est le 5 mars que les complications du côté des membres inférieurs ont débuté. A cette époque, treizième jour de la fièvre typhoïde, la malade accuse de vives douleurs dans la jambe et le pied gauche, en même temps qu'une sensation de froid au niveau du pied, et au toucher on trouvait déjà une différence sensible entre les deux côtés. Le lendemain, les douleurs étaient extrêmement vives et la plus légère pression était intolérable ; la peau de la jambe et du pied était d'une sensibilité tout à fait exagérée.

En même temps le refroidissement du pied était devenu encore plus sensible et on trouvait, vers la partie inférieure du mollet, une sorte d'induration profonde et diffuse, au niveau de laquelle les douleurs étaient encore plus vives que dans les autres points. Les jours suivants cet état de souffrances persista, les douleurs spontanées étaient fortement augmentées par les mouvements passifs, l'hyperesthésie était toujours vive et la motilité paraissait d'autant plus diminuée que la malade n'osait pas même remuer le bout du pied de peur de provoquer des douleurs. La température du pied diminuait de jour en jour; au niveau des orteils la peau était pâle tandis qu'elle prenait une teinte ecchymotique au niveau du cou-de-pied et de la partie inférieure de la jambe.

En même temps les battements de la pédieuse étaient devenus insensibles ainsi que ceux de la poplitée.

11 mars. — Les douleurs ont persisté, mais avec une intensité variable, et tous les phénomènes qui caractérisent la gangrène sèche se sont succédé sous nos yeux. Après les taches ecchymotiques et le refroidissement du membre, vous avez vu se former des plaques anesthésiques sur lesquelles ont apparu des phlyctènes. Le pied et la jambe, d'abord très gonflés, ont été marqués de lignes bleuâtres, violacées, circonscrivant le bord des orteils et suivant le trajet des veines. Au-dessous des phlyctènes et autour d'elles, la peau a pris une couleur d'un violet intense et s'est momifiée en plusieurs points. Peu de temps après la disparition des battements de la pédieuse et de la poplitée, on constata la disparition des battements de la crurale.

19 mars. — Les orteils avaient sensiblement diminué de volume; leur peau était ridée et comme racornie.

Du 20 au 25. — La gangrène s'accentua nettement en revêtant la forme sèche; les douleurs se calmèrent un peu et l'on vit apparaître un cercle d'élimination. A ce moment on s'aperçut que l'artère pédieuse droite n'était plus sensible et que les battements avaient également disparu dans la poplitée et la crurale. De temps en temps la malade éprouvait des élancements douloureux, les mouvements étaient pénibles et la sensibilité cutanée fort exaltée. Tout le membre avait une teinte anémique et il était plus froid au toucher que le reste du corps. Il ne s'est formé qu'une très petite eschare au talon.

Après un peu d'amélioration dans l'état général de la malade, la fièvre reprit son intensité première. A gauche, la limite supérieure de la gangrène se circonscrivait nettement par un cercle inflammatoire.

Le 29 mars survint une nouvelle amélioration, la partie gangrenée du côté gauche laissa écouler un pus fétide, et le cercle de délimitation s'accentua de plus en plus.

6 avril. — La malade fut amputée de la cuisse gauche par M. Gosselin. La section des vaisseaux n'a donné lieu qu'à un écoulement de sang très faible, bien que la compression n'ait pas été pratiquée.

A l'autopsie du membre sphacélé, on trouva dans le mollet un foyer contenant une bouillie de couleur chocolat, au-dessus de laquelle surnageait une substance oléagineuse. La formation de ce clapier était due au ramollissement qui prépare la séparation des parties saines des parties mortifiées.

L'artère fémorale et la poplitée forment un cordon dur, résistant, jusqu'au niveau de l'articulaire inférieure et interne. Sans être obturée complétement, la fémorale contient des caillots blanchâtres ou rosés ; ses parois sont saines. A partir de l'articulaire inférieure et interne, la poplitée et ses branches sont libres ; plus bas les artères sont aplaties, filiformes, à peine distinctes des veines voisines, et on peut les suivre jusque dans le pied sans rencontrer d'autres particularités. Les veines sont vides et filiformes jusqu'à la limite supérieure de la gangrène, et à partir de ce point jusqu'à la surface amputée elles sont remplies par des caillots noirâtres qui les distendent légèrement.

Malgré l'amputation, l'état général de la malade a été en s'aggravant, les lambeaux ont pris une apparence grisâtre et ont donné lieu à une suppuration un peu fétide. Les phénomènes nerveux ont acquis une grande intensité ; l'hyperesthésie s'est étendue à tout le corps ; les douleurs dans la jambe droite sont devenues très vives ; la diarrhée a augmenté.

L'auscultation du cœur faisait entendre un souffle avec maximum à la base ; enfin la malade succomba dans la nuit du 12 au 13 avril.

Autopsie. — Plaques de Peyer chagrinées et saillantes ; follicules clos gonflés, telles sont les lésions intestinales.

Les ganglions mésentériques sont un peu tuméfiés.

Le cœur est d'un petit volume. Les oreillettes ne renferment que du sang liquide ; le ventricule gauche est presque rempli par des caillots volumineux. Le plus gros de ces caillots a la grosseur d'une noix ; il était situé vers le sommet de la cavité et paraissait libre de toute adhérence. Les autres caillots, au nombre de cinq ou six, sont encore retenus en place par de faibles tractus fibrineux enchevêtrés dans les colonnes charnues de la pointe ; la plus légère traction suffit à les rendre libres, et au-dessous d'eux plusieurs espaces entre les colonnes sont remplis de petites masses fibrineuses. Les fibres musculaires du cœur ont la couleur feuille morte ; vers le sommet du ventricule gauche, sur la surface des coupes, on trouve deux couches distinctes : l'une externe, pâle, jaunâtre et un peu rosée ; l'autre interne, sous-endocardique, d'une couleur rouge foncé. Cette dernière est plus molle, plus grenue, plus friable que la sous-péricardique.

Les caillots sont arrondis, d'un blanc jaunâtre à leur surface, iné-gaux, ils sont formés de couches stratifiées, blanchâtres ; à l'intérieur des deux plus gros on voit une sorte de cavité qui a dû se vider du liquide qu'elle contient.

L'aorte est oblitérée par un caillot qui s'étend depuis sa bifurcation jusqu'au dessus de la mésentérique inférieure. Ce caillot se prolonge en bas dans les deux iliaques primitives, les iliaques externes, les deux hypogastriques, puis dans les deux crurales. A droite, la coagulation s'arrête à quatre ou cinq centimètres au-dessus de la fémorale profonde. A gauche elle descend au-dessous de la fémorale profonde et s'arrête à quelques centimètres au-dessous du point où l'amputation a été pratiquée. Toutes les branches qui naissent de ces artères oblitérées, l'hypogastrique à droite et à gauche, la crurale profonde à droite seulement, sont également oblitérées par des caillots jusqu'à leur première bifurcation.

Le caillot de l'aorte l'oblitère complètement, son centre est mou et se détache très facilement, sa périphérie est très dure, formée de couches concentriques et offrent l'aspect et la coloration de la pulpe du marron d'Inde. L'artère fémorale gauche présente les mêmes particularités, peut-être est-elle moins complétement oblitérée, et ses parois un peu épaissies offrent des traces d'endartérite. Sur l'aorte on trouve des plaques disséminées d'endartérite scléreuse.

La rate est augmentée de volume et contient des infractus en voie de dégénérescence.

Le rein droit est creusé d'infarctus et presque entièrement détruit. Le rein gauche montre de petites masses jaunes, décolorées, qui sont des infarctus fibrineux non suppurés. Rien de particulier pour les autres organes.

L'examen micrographique a montré que le cœur était atteint de myocardite déjà ancienne et s'étendant jusqu'au tissu sous-endocardique ; et que les artères étaient saines, sauf en quelques points en contact avec les caillots, et que ces derniers étaient nettement fibrineux et analogues aux caillots intra-cardiaques.

Observation II (MM. Frison et Mercier).

Fièvre typhoïde à forme ataxo-adynamique. Gangrène sèche des deux membres inférieurs. Mort le quatrième jour après le début de la gangrène. Épaississement de l'endocarde des cavités gauches du cœur. Caillots fibrineux intra-ventriculaires gauches. Caillots fibrineux emboliques à toutes les bifurcations artérielles des membres inférieurs.

Vallet, âgé de 21 ans, cultivateur avant l'incorporation, est entré à l'hôpital militaire de Saint-Martin, salle 4, lit 4, service de M. Frison, médecin principal de première classe, le 20 mai 1877.

Cet homme, jeune soldat, arrivé au régiment il y a six mois, est malade depuis dix jours. Il est peu vigoureux, et d'un tempérament lymphatique, ce qui ne l'a pas empêché de faire son service sans interruption. Il y a dix jours environ, il a été pris de courbature, de frissons légers, de mal de tête, d'inappétence, d'insomnie et de fièvre. En outre il se plaint de coliques, et depuis trois jours, il va cinq ou six fois à la selle et en diarrhée. Il dit n'avoir jamais eu de rhumatismes.

31 *mai*. — A son entrée on constate les symptômes suivants : décubitus dorsal, figure abattue et amaigrie, lassitude générale et courbature, céphalagie vive, bourdonnements d'oreille et étourdissements. La langue est sèche, rouge à la pointe et couverte de fuliginosités ; la soif est vive et l'inappétence absolue; le ventre est modérément ballonné ; il y a douleur à la pression, et gargouillement dans la fosse iliaque droite; on voit quelques taches rosées lenticulaires disséminées sur l'abdomen et la partie inférieure de la poitrine; la rate est un peu tuméfiée; les selles, au nombre de cinq ou six, sont diarrhéiques. La peau est chaude et sèche : T. ax. matin, 39°,2; soir, 40°,2. Le pouls est fort et fréquent, mou et dépressible. Les battements du cœur sont énergiques, sans altérations de rhythme, sans souffle aux bruits valvulaires. Il tousse un peu, crache quelques mucosités; dans les poumons on trouve des râles ronflants et sibilants disséminés. Il ne dort pas la nuit, il n'a pas le délire. Les urines n'ont pas été examinées.

Traitement. — Bouillons, orange, potion gommeuse avec teinture d'opium, 1 gram. Dans le cas où la température axillaire dépasserait 39°,5, M. Frison prescrit de plonger le malade dans un bain général pendant dix minutes. La température de l'eau du bain doit être de 24 à 25 dégrés. Il en prend un ce soir.

1er *juin*. — Même état; même traitement. T. ax. matin, 40°; soir, 40°,2.

2 *juin*. — Il a pris hier deux bains froids. Il se trouve très bien dedans et attend avec impatience le moment d'y être plongé. Il est très affaibli. La diarrhée est abondante. T. ax. matin, 39°,6; soir, 39°,8.

3 *juin*. — Un peu d'amélioration ; la figure est moins abattue et l'intelligence renaît. Il parle mieux et réclame un peu à manger. La langue est moins sèche, la diarrhée moins abondante; il dit avoir bien dormi cette nuit. T. ax. matin, 38°,4 ; soir 40°,6.

4 *juin*. — La nuit a été bonne et il se sent mieux ce matin. Il a pris un bain froid hier soir. T. ax. matin, 38°,4 ; soir, 40°,2.

5 *juin*. — Aujourd'hui l'amélioration est notable, il est moins abattu ; la langue commence à être un peu humide sur les bords. **La** diarrhée diminue. Un bain froid hier soir. T. ax. matin, 39°,6 ; soir 39°,0.

6 *juin.* — Même état. T. ax. matin, 39°,2 ; soir, 39°,6.

7 *juin.* — Il a pris hier deux bains froids. T. ax. matin, 39° ; soir, 38°,2.

8 *juin.* — T. ax. matin, 37° ; soir, 39°.

9 *juin.* — Pendant ces deux derniers jours on ne constate rien de particulier. Le malade ne se plaint pas, il paraît bien dormir la nuit, n'a pas de délire, demande à manger et prend avec plaisir les quelques aliments légers qu'on lui donne. Cependant il est très affaibli ; le pouls est mou, inégal et un peu irrégulier. A ce moment les infirmiers disent qu'ils sont obligés de le soutenir pour aller sur la chaise car il ne peut s'appuyer sur la jambe gauche. Interrogé à ce sujet, le malade dit que depuis la veille il éprouve une vive et continuelle douleur dans cette jambe, il lui semble qu'elle est froide et engourdie, et les couvertures qu'on place dessus lui font mal ; il n'a encore rien dit parce qu'il croyait la douleur passagère, mais il souffre plus aujourd'hui qu'hier.

On le découvre et on constate : la partie antérieure de la jambe et le dos du pied gauche sont d'un blanc mat ; autour des malléoles, à la partie postérieure et sur les côtés du mollet on voit de nombreuses traînées d'un bleu violacé ; le membre gauche est notablement plus froid que l'autre. Les orteils sont dans un état de demi-flexion permanente due à la contracture des fléchisseurs plantaires ; on les étend assez facilement, mais ils reviennent aussitôt à leur position demi-fléchie. On croit sentir les battements de la pédieuse, mais ils sont très affaiblis ; on sent assez nettement ceux de la poplitée dans le creux du jarret et très bien ceux de la fémorale. Il n'y a pas d'œdème périmalléolaire ; le mollet gauche, mou et flasque, est plus volumineux que le droit d'environ un centimètre et demi. La couleur et la chaleur sont normales à la cuisse gauche, et le malade n'en souffre pas. Les mouvements réflexes sont presque abolis. La peau est le siège d'une vive hyperesthésie ; le passage du doigt détermine une douleur intense. La sensibilité à la piqûre existe intacte ; la sensibilité à la température est notablement diminuée. La pression en masse du membre est aussi douloureuse ; on ne sent nulle part de cordon dur, ni sur le trajet des veines, ni sur celui des artères. Pas de ganglions dans l'aîne, ni dans le creux poplité, pas de tuméfaction pouvant comprimer les vaisseaux. Rien d'anormal au membre droit.

Le pouls est fréquent, petit, faible, mou et dépressible. Les battements du cœur sont forts et un peu irréguliers ; les bruits sont sourds et sans souffle. L'état général est celui d'un homme très affaibli. La diarrhée est toujours très abondante. Il a repris toute sa connaissance. T. ax. matin, 37°,4 ; soir, 39°,2.

Traitement. — Bouillon, vin ; potion opiacée avec sous-nitrate de bismuth, cinq grammes. Frictions excitantes sur le membre inférieur gauche ; enveloppement ouaté du membre entouré de boules d'eau chaude.

10 *juin.* — Même état général. Sur la jambe gauche, la pâleur a complètement disparu pour faire place à une coloration rose pâle, disparaissant sous la pression du doigt et remontant jusqu'à la tubérosité antérieure du tibia. Le membre est froid ; les muscles plantaires sont encore contracturés. L'hyperesthésie cutanée est telle qu'on est obligé de cesser les frictions qui lui arrachent des cris. Aujourd'hui on ne trouve aucun battement artériel, sauf les battements de la fémorale qu'on peut encore percevoir dans le triangle de Scarpa. Le genou gauche est un peu froid. Le reste de la cuisse n'offre rien de particulier. On ne remarque rien au membre inférieur droit. T. ax. matin, 39°,2 ; soir, 39°,6.

11 *juin.* — Le malade s'affaiblit de plus en plus ; il sommeille continuellement. La diarrhée est toujours fort abondante. Le dos du pied gauche et le dos des orteils ont une couleur orangée ; la face inférieure plantaire est, au contraire, noire et sèche ; à la racine des orteils on remarque une légère buée de sueur ; le reste de la jambe est d'une couleur violacée jusqu'au-dessus de la rotule. Le membre est toujours froid. Les muscles fléchisseurs plantaires ne sont plus contracturés ; les mouvements volontaires sont encore conservés, mais faibles. Le malade souffre toujours beaucoup du membre ; la sensibilité

dans tous ses modes est abolie jusqu'au-dessus du genou; plus d'hyperesthésie, plus de mouvements réflexes. La cuisse est froide et un peu œdématiée, il n'y a pas de ligne de démarcation entre les parties malades et celles qui sont saines en apparence. Les battements artériels ont absolument disparu du membre. Dans la fosse iliaque gauche, on sent encore les battements de l'artère iliaque primitive gauche; ils sont forts et énergiques, contrastant avec la faiblesse et la mollesse du pouls radial; ces battements cessent à peu près au niveau de la bifurcation de l'iliaque primitive, et là l'artère est remplacée par un cordon dur, un peu noueux, indolore et passant sous l'arcade fémorale pour venir se perdre dans la cuisse. Les veines se dessinent sous la peau sous forme de cordons violacés; elles ne contiennent aucune coagulation. Les battements du cœur sont toujours forts et énergiques; on n'entend pas de souffle; les bruits sont obscurs. Rien de particulier au membre inférieur droit. Même traitement. T. ax. matin 39°,6; soir, 39'.

12 *juin*. — Ce matin le malade peut à peine répondre aux questions, il est dans un état demi-syncopal. Les battements du cœur sont forts, les bruits sont sourds; le pouls est mou et faible.

Depuis ce matin le malade ressent une vive douleur, dans tout le membre inférieur droit; on l'examine et on constate : le dos du pied est pâle, le reste de la jambe est de couleur violacée; le membre est froid, les fléchisseurs plantaires sont contracturés; les mouvements spontanés sont conservés, mais les réflexes sont complètement abolis. La peau est le siège d'une vive hyperesthésie, même pour le simple passage du doigt, la sensibilité à la piqûre, la sensibilité au pincement sont à peu près conservés.

La cuisse est froide et un peu œdématiée. Dans toute l'étendue du membre on ne trouve pas un seul battement artériel; on ne retrouve des battements que dans la fosse iliaque droite, plus haut que la bifurcation de l'iliaque primitive; à la place de l'iliaque externe droite on trouve un cordon dur, noueux, passant sous l'arcade de Fallope à la place de l'artère fémorale et venant se perdre dans l'épaisseur de la cuisse.

A gauche, l'aspect du membre inférieur est le même que la veille, sauf que la peau de la plante du pied et des orteils a pris une couleur noire foncée; elle est sèche et dure, rappelant absolument l'aspect de la momification. Le reste de la jambe, le dos du pied et des orteils ont conservé leur teinte rouge orangé.

L'affaiblissement est tel que le malade ne peut presque plus répondre et reste dans un état comateux. Il est toujours couvert de sueur. Les battements du cœur sont sourds, irréguliers et précipités. Le pouls est petit et fuyant; les mains et les avant-bras sont bleuâtres et froids. T. ax. matin, 39°,8 ; soir, 40°,2.

13 *juin*. — Il reste dans l'adynamie la plus complète et meurt à 8 heures du soir. T. ax. matin 36° ; soir, 40°.

Autopsie faite 24 heures après la mort.

Examen des membres inférieurs. — Membre inférieur gauche : L'aspect est le même qu'avant la mort ; la face plantaire des orteils et du pied, la face dorsale des orteils jusqu'au niveau de la ligne méta-tarso-phalangienne sont noires, sèches et rudes; le reste du dos du pied et la jambe présentent une coloration rouge cuivre qui vient se perdre vers la tubérosité antérieure du tibia et sur les côtés de la partie supérieure du mollet. Pas d'œdème et pas de phlyctènes. La cuisse est un peu œdématiée et montre de nombreuses traînées bleuâtres correspondant au trajet des veines superficielles. A la coupe : on constate que la peau est sèche et raccornie; le tissu cellulaire sous-cutané est un peu violacé. Les muscles du mollet, de la région antérieure de la jambe et de la plante du pied ont une couleur un peu violacée, mais ne sont ni ramollis, ni putrilagineux, et sans odeur.

Membre inférieur droit. — Le pied, le mollet, et les faces latérales de la jambe ont une couleur bleue violacée ; la face antérieure est pâle; la cuisse est un peu œdématiée et sillonnée par de nombreuses traînées bleuâtres suivant le trajet des veines superficielles. A la coupe, le tissu cellulaire et les muscles sont sains.

Examen des vaisseaux. — Artères : Dans toute l'étendue du système artériel, on ne trouve absolument rien qui pût comprimer ou rétrécir les vaisseaux. L'extrémité inférieure de l'aorte abdominale est

aplatie et libre jusqu'au niveau de l'articulation de la deuxième avec
la troisième vertèbre lombaire ; de ce point jusqu'à sa bifurcation, elle
est volumineuse et remplie de parties assez dures qu'on peut déplacer
et faire remonter ; au niveau de toutes les bifurcations artérielles de
la partie supérieure de l'arbre vasculaire des membres et dans certains
intervalles, on voit que les artères sont volumineuses et remplies de
corps étrangers.

A l'ouverture des vaisseaux, on constate : à l'extrémité inférieure
de l'aorte abdominale plusieurs caillots distincts bouchent presque entièrement la lumière du vaisseau ; les plus élevés sont gros comme des
noisettes : en les déplaçant, on arrive sur un caillot plus volumineux
à cheval sur la bifurcation, et envoyant dans les deux iliaques primitives deux prolongements ; ces deux branches du caillot sont longues
de 2 centimètres pour celle de gauche, et de 1 centimètre pour celle
de droite. On ne peut fragmenter ce dernier coagulum. Ces caillots
sont d'un blanc rosé, fermes, élastiques et d'apparence un peu granu-
leuse ; si on les dilacère, on voit qu'ils sont composés de filaments
souples, cassants et rétractiles avec une matière grisâtre intermédiaire,
en un mot, ils présentent absolument les caractères des caillots fibrineux ; le plus élevé présente sur sa face cardiaque des filaments
rouges qu'on rend plus apparents en le plaçant sur l'eau. Ces caillots
sont absolument libres, sans adhérence à l'artère ; on peut les déplacer
et les enlever facilement ; à leur niveau la paroi artérielle est absolument saine, lisse, sans rougeur, sans gonflement, sans villosités ; les
parois ont conservé leur épaisseur et leur élasticité normale.

A gauche, les deux iliaques sont remplies de sang coagulé ; ce
coagulum ressemble à de la gelée de mûres, il se dissocie sous un
filet d'eau, se laisse facilement écraser et fragmenter.

Les branches de l'iliaque interne sont remplies de caillots fibrineux
à cheval sur toutes les bifurcations, et sont absolument obturées, car
les branches émergentes sont vides.

La fémorale, depuis la naissance de l'épigastrique jusqu'à la bifurcation avec la fémorale profonde, est remplie de caillots fibrineux
fortement tassés ; leur partie périphérique inégale permet encore le

passage d'un petit suintement sanguin, mais la fémorale profonde **g**
absolument obturée dans une longueur de 2 centimètres. Depuis ce
point, jusqu'à l'anneau du troisième adducteur, la fémorale contient
un peu de sang liquide, poisseux et noir. Les perforantes et les musculaires sont absolument vides. Depuis l'anneau du troisième adducteur jusqu'à la bifurcation de la poplitée, on trouve l'artère remplie de
caillots gelée de mûres se prolongeant dans les articulaires. Au-dessous, à la naissance de la tibiale antérieure et du tronc tibio-péronier,
n trouve un caillot fibrineux, long de 1 centimètre, obturant complè-
ement la poplitée, sans prolongement dans les deux branches de la
bifurcation. Au-dessous, le tronc tibio-péronier, les deux tibiales et la
péronière sont absolument vides. Ce caillot est absolument semblable
aux autres, il est cylindrique et non adhérent ; on le détache facilement des parois artérielles qui sont absolument saines.

A droite : l'iliaque primitive est remplie et distendue par du sang
coagulé et analogue à la gelée de mûres. Depuis l'origine de l'épigastrique jusqu'à la fémorale profonde, l'obstruction est complète et absolue par des caillots fibrineux tassés et pouvant se séparer en plusieurs
caillots distincts. Tout le reste de l'arbre artériel est vide et exsangue ;
examiné avec le plus grand soin, il n'a montré aucune altération.

Les veines des deux côtés sont absolument saines, libres et sans
caillots ; dans les parties périphériques elles sont vides et affaissées ;
plus haut que le genou, les veines fémorales et les veines iliaques
contiennent un peu de sang qui poisse leurs parois.

Cœur. — Le péricarde est sain et contient quelques grammes de
liquide citrin foncé.

Le volume du cœur est normal ; cet organe est en systole ; on remarque de nombreuses traînées de graisse à la pointe, dans le sillon
inter-ventriculaire et au niveau du sillon auriculo-ventriculaire.

Les parois ventriculaires ont leur épaisseur normale. A la coupe,
la teinte de la substance musculaire est un peu plus foncée, un peu
plus brune, mais cette altération est peu marquée, sauf dans la
partie la plus interne de la coupe musculaire, où la couleur rouge

sombre est très apparente. La fibre musculaire n'est pas ramollie, et ne se laisse ni pénétrer, ni déchirer par le doigt.

Le ventricule gauche contient un peu de sang liquide. Dans toute son étendue, mais surtout au-dessous de la valvule mitrale et sur cette valvule, l'endocarde a une teinte blanchâtre et opaline ; dans certains points même, toute transparence a disparu pour faire place à une plaque laiteuse. Dans l'oreillette gauche, l'endocarde est partout opaque, épaissi, inextensible, et au niveau de l'orifice d'entrée de l'auricule, sa surface est marquée de nombreuses villosités saillantes de 1 millim. environ. A ce niveau, et fortement appliqué contre la paroi auriculaire, existe un caillot fibrineux long de 2 cent., haut de 1 cent. et épais de 4 millim. Ce caillot se détache avec peine ; en l'enlevant on produit un bruit analogue à celui qu'on ferait entendre en détachant deux parties fraîchement collées ensemble ; sur la face libre de ce caillot on remarque de nombreux filaments rouges produits par du sang coagulé ; la face adhérente présente de nombreuses granulations et saillies qui s'enchevêtraient avec les villosités de l'endocarde auriculaire. L'auricule elle-même est remplie par un caillot fibrineux gros comme une noisette et se détachant facilement.

Le ventricule droit est absolument sain. L'endocarde est transparent, fin, souple et sans aucune altération. La valvule tricuspide est normale, et on ne trouve rien dans l'oreillette droite. Les valvules sigmoïdes, l'aorte, les veines pulmonaires, l'artère pulmonaire, les artères coronaires n'offrent rien d'anormal.

Le sang est noir, diffluent, poisseux et gluant.

Poumons. — Les poumons crépitent bien dans toute leur étendue, sauf à la base où ils présentent une congestion intense allant dans certains points jusqu'à la splénisation.

Foie. — Un peu augmenté de volume ; pâle et un peu stéatosé. La capsule s'enlève bien. Sur la face convexe on voit de nombreuses hémorrhagies interstitielles.

Rate. — Un peu augmentée de volume, sa consistance est un peu diminuée. On sent dans son épaisseur plusieurs noyaux durs, résis-

: tants, noirs à la coupe et paraissant être des infarctus hémorrhagiques.

Intestins. — Pas de péritonite. Les ganglions mésentériques sont augmentés de volume. Vers l'extrémité inférieure de l'intestin grêle on trouve sept ou huit plaques de Peyer ulcérées ; les bords de l'ulcération sont anfractueux, mais non décollés ; l'ulcération est tout à fait superficielle et ne dépasse pas le tissu sous-muqueux ; on voit de nombreux follicules clos hypertrophiés.

Reins. — Le rein droit a son volume et sa consistance normaux. La capsule se détache facilement. Congestion générale de la glande ; dans la substance corticale on trouve une petite masse grosse comme pois, de couleur jaune clair, dure, fibreuse, à forme conique, la base répondant à la surface du rein, la pointe s'enfonçant dans une pyramide qu'elle détruit en partie.

Le rein gauche offre les mêmes caractères ; on trouve dans son épaisseur trois ou quatres petite masses analogues à celle du rein droit.

Cerveau. — Injection légère des méninges ; un peu d'œdème des plexus choroïdes ; la substance cérébrale est un peu ferme et présente à la coupe un piqueté rouge assez abondant.

Les nerfs des membres ont été trouvés sains.

Les deux observations qui précèdent présentent entre elles les plus grandes analogies. Dans le cours d'une fièvre typhoïde bien constatée, on a vu survenir tout à coup dans la jambe gauche, sans que rien jusque-là ait attiré l'attention de ce côté, des douleurs vives, continues et généralisées, s'accompagnant d'une hyperesthésie cutanée telle que la pression des couvertures était devenue intolérable, d'une cessation des battements artériels, d'une sensation de froid et d'engourdissement dans les orteils et le pied, d'une pâleur des tissus et d'un abaissement de température appréciable même à la main. Puis la sensibilité s'est éteinte dans les parties malades, tandis que les douleurs spontanées persistaient (anesthésie douloureuse), bientôt la pâleur de la peau a fait place à une coloration ecchymotique qui n'a pas tardé à se foncer de plus en plus en passant par toutes les nuances du brun jusqu'à arriver à une coloration aussi complètement noire que celle des eschares d'une brûlure au sixième degré. Dans les deux cas, l'oblitération des artères s'est produite dans l'autre membre avec les mêmes caractères.

Ajoutons que ces accidents périphériques ont été précédés des troubles cardiaques : bruit de souffle à la pointe du cœur et au premier temps, avec affaiblissement notable du premier bruit, dans l'observation de M. Hayem ; irrégularité des battements du cœur qui étaient sourds et précipités, dans le cas de MM. Frison et Mercier.

L'autopsie de ces deux malades a donné des résultats identiques : cœur atteint de myocardite et d'endocardite et renfermant dans ses cavités gauches des caillots volumineux ; oblitérations artérielles multiples dans les deux membres inférieurs par des caillots fibrineux, à cheval sur les points de bifurcation et présentant une structure analogue à celle des caillots intra-cardiaques ; infarctus dans la rate, les reins et le foie.

L'interprétation de ces phénomènes n'est pas douteuse. L'instantanéité d'apparition des accidents, les douleurs vives et diffuses du membre inférieur, la suppression immédiate et complète des battements artériels, l'évolution rapide de la gangrène, la préexistence de troubles cardiaques, tout cela constitue un ensemble symptomatique qui peut permettre d'affirmer dans ces deux cas l'oblitération artérielle par embolie. A plus forte raison, lorsque l'autopsie vient montrer :

La multiplicité des lésions,

Leur dissémination dans différents tissus et organes,

La non altération, ou à peu près, des vaisseaux oblitérés,

L'existence de la myocardite et de l'endocardite,

La présence de caillots anciens dans les cavités gauches du cœur,

L'analogie des caillots artériels et cardiaques. « Les caillots artériels, dit M. Hayem, ont presque partout la même structure. Ils sont tous stratifiés et leur partie centrale rappelle complètement la structure des caillots cardiaques. Leur partie périphérique paraît être en général de formation plus récente et plus riche en amas de globules rouges. »

Il est à remarquer que les troubles cardiaques ont été peu intenses chez ces deux malades, malgré la présence de caillots volumineux dans les cavités gauches du cœur. Le phénomène en lui-même n'a rien d'inexplicable, car les belles expériences de M. Chauveau sur la physiologie des mouvements du cœur ont montré qu'on pouvait introduire dans cet organe le doigt et même l'ampoule de caoutchouc pleine d'air des appareils enregistreurs, sans que les battements cardiaques en fussent modifiés. Mais il importe de l'avoir présent à la mémoire, et cela au point de vue du diagnostic, puisque l'absence de troubles prononcés dans les fonctions du cœur ne peut permettre à elle seule de nier l'existence de caillots intra-cardiaques, et partant la possibilité d'une embolie.

OBSERVATION III

(Recueillie dans le service de M. Molard, médecin en chef de l'hôpital militaire Saint-Martin). Fièvre typhoïde à forme ataxo-adynamique. Gangrène sèche de la jambe gauche. Amputation. Guérison.

Sevegrand, 2° soldat au 65° de ligne, entre à l'hôpital Saint-Martin, le 6 novembre 1878, salle 4, lit 26. Au moment de son entrée, cet homme présente tous les symptômes d'une fièvre typhoïde à forme ataxo-adynamique, arrivée au huitième jour de son évolution. Les symptômes nerveux sont prédominants : céphalalgie très vive, bourdonnements d'oreilles, insomnie, subdelirium pendant la nuit. L'aspect du malade est caractéristique. Le ventre est fortement ballonné et douloureux à la pression ; il est le siège de quelques taches rosées lenticulaires ; la langue est sèche et rouge sur les bords ; le malade a deux ou trois selles diarrhéiques par jour. Du côté de l'appareil respiratoire, on trouve à l'auscultation des poumons de nombreux râles sibilants et muqueux en avant et en arrière.

La maladie évoluait sans présenter aucune complication, l'état général était satisfaisant, lorsque le 23 novembre, c'est-à-dire au vingt-quatrième ou au vingt-cinquième jour de la maladie, cet homme s'est plaint d'avoir froid au pied et à la jambe gauche et de douleurs spontanées au mollet gauche, douleurs très vives et insupportables à la moindre pression exercée sur cette région. La température du membre inférieur à ce niveau est manifestement abaissée, lorsqu'on la compare à celle du membre opposé. Les mouvements de totalité du membre sont à peine douloureux, mais l'examen du pied sur la jambe est très pénible.

Les téguments du pied sont pâles et anémiés ; ils présentent sur la face externe et postérieure de la jambe un aspect marbré.

Les battements de la pédieuse ne sont plus perceptibles ; il en est de même de ceux de la tibiale postérieure derrière la malléole. On perçoit facilement les battements de la poplitée et de la fémorale dans l'étendue du triangle de Scarpa. Ces artères ne sont douloureuses à la pression sur aucun point de leur trajet. A l'union du tiers supérieur avec les deux tiers inférieurs de la jambe, au niveau du bord interne du tibia et sur une étendue de huit à dix centimètres correspondant au trajet de la saphène interne, on trouve un cordon dur et douloureux. On constate également à la même hauteur, le long de la face postérieure du péroné, un autre cordon dur et douloureux.

Le cœur n'est le siège d'aucun bruit de souffle, mais les battements sont sourds et mal frappés.

25 novembre. — L'état du membre est le même ; le mollet devient de plus en plus douloureux, le moindre attouchement fait pousser des cris au malade ; l'abaissement de température du membre est très marqué ; même aspect marbré. Pas d'œdème.

26 novembre. — Même état local. Le malade ne dort pas et a l'air inquiet ; il a du délire pendant la nuit. Le cordon qui se sentait sur le trajet de la saphène interne n'est plus appréciable.

27 novembre. — La jambe et le pied sont plus froids que la veille et les marbrures plus accentuées. En explorant la sensibilité du membre avec une épingle, on constate qu'elle a disparu complètement sur les sfaces dorsale et plantaire du pied jusqu'au niveau des malléoles. Le gros orteil commence à devenir violet et des plaques marbrées apparaissent tout autour des malléoles.

Aucune douleur spontanée dans le pied. Dans l'après-midi, des phlyctènes se montrent disséminées sur les marbrures. Les douleurs envahissent le creux poplité ; la cuisse se refroidit manifestement ; les battements de la fémorale sont faiblement perçus dans l'étendue du triangle de Scarpa.

28. — Le malade n'a pas dormi la nuit, tellement les douleurs sont insupportables ; la partie inférieure de la cuisse est refroidie et douloureuse ; on ne parvient pas à percevoir les battements de la fémorale. La coloration violacée de la peau remonte à dix centimètres au-dessus des malléoles ; toute trace de sensibilité a disparu à ce niveau. Les battements du cœur sont sourds et précipités ; pas de bruit de souffle.

30. — L'état du pied n'a pas changé. Le malade dit qu'il sent la chaleur revenir dans tout le mollet ; le genou et la cuisse sont chauds, mais on ne sent pas la fémorale. Pouls 100°.

1er *décembre.* — L'état général est relativement bon, le malade a dormi quatre heures cette nuit, la chaleur est revenue dans le mollet et la cuisse, l'état local reste stationnaire au niveau du pied. La délimitation des parties atteintes est très nette : il y a au-dessus des malléoles un anneau violacé d'une hauteur de huit centimètres, entourant complètement la jambe et remontant jusqu'à l'union du tiers inférieur avec les deux tiers supérieurs de la jambe.

3. — Quelques plaques rouges se voient disséminées sur la jambe. La gangrène reste stationnaire ; le gros orteil présente tous les caractères de la gangrène sèche.

6. — La gangrène a fait des progrès depuis quelques jours, tout le pied est momifié, quelques veines bleuâtres se dessinent sur sa face dorsale. A la face interne de la jambe, les parties atteintes sont moins bien délimitées qu'à la face interne. Le soir, le malade a une fièvre assez vive : 40°.

7. — T. M.=39°,4.

10. — Tous les orteils et la face plantaire sont durs, parcheminés, d'une coloration rouge acajou ; la face dorsale est d'un blanc bleuâtre par places et la partie inférieure de la jambe est entourée d'un anneau violacé. Sur la limite supérieure de cet anneau se dessine une petite bande sinueuse, irrégulière, bleuâtre, indiquant la limite des parties gangrénées. En cherchant avec soin les battements de la fémorale au pli de l'aine, on arrive à les percevoir.

15. — Les douleurs du mollet, si vives jusqu'à présent, sont notablement diminuées depuis quelques jours. L'exploration de la région devient plus facile, ce qui permet d'y constater l'existence d'une collection liquide assez abondante. Une incision faite à la partie postérieure de la jambe donne issue à un verre environ d'un pus rougeâtre, provenant de la suppuration des muscles. Il n'y a pas encore de sillon de suppuration sur les limites des parties gangrénées.

18. — La suppuration de la poche incisée est abondante, au milieu

du pus se trouvent des fragments de muscles et d'aponévrose de dix centimètres environ. Toutes les parties mortifiées sont d'un noir foncé.

20. — Les douleurs ont beaucoup diminué, les battements de la fémorale au pli de l'aine sont toujours très faibles.

25. — La gangrène fait des progrès rapides, les parties atteintes se séparent.

Le 28. — Elles ne tiennent plus au membre que par les os, ainsi que par les péroniers latéraux. Toutes les parties molles sont détruites à ce niveau.

L'amputation de la jambe, différée jusqu'ici pour différents motifs, est pratiquée le 30 décembre par M. Servier, à cinq centimètres au-dessous de la tubérosité antérieure du tibia, par la méthode circulaire. La section des parties molles ne présente pas une surface rougeâtre, comme celle de la substance musculaire, elle est d'un gris rouillé. Il s'écoule une quantité de sang insignifiante ; on ne peut arriver à découvrir les orifices des artères sectionnées pour les lier. Pendant l'opération, l'aide chargé de la compression de la fémorale ou de l'aine peut cesser toute compression sans voir s'écouler de sang de la surface de la section. L'oblitération de toutes les artères était donc complète.

Le pansement employé consiste en applications sur le moignon de linges troués trempés dans l'alcool phéniqué et d'un pansement ouaté.

La cicatrisation ne fut entravée par aucun accident ; elle était complète au bout d'un mois, mais les battements ne reparurent pas dans l'artère fémorale.

Cette observation est si semblable aux deux précédentes, que nous croyons pouvoir la donner comme un nouvel exemple d'oblitération artérielle par embolie dans le cours de la fièvre typhoïde. Bien que l'examen anatomique ne soit pas venu apporter la certitude absolue, l'apparition brusque de la douleur dans la jambe gauche, la suppression immédiate des battements de la pédieuse et de la tibiale postérieure, l'absence du cordon induré et douloureux sur le trajet de ces artères, la persistance momentanée des battements de la poplitée et de la crurale, l'apparition et la marche rapides de la gangrène, l'absence d'écoulement sanguin notable pendant l'amputation, prouvent d'une façon assez nette l'oblitération par un embolus de la poplitée à sa bifurcation pour que nous n'insistions pas plus longtemps.

Nous nous contenterons de faire remarquer qu'ici encore les troubles cardiaques ont été peu accentués. Néanmoins l'obscurité des bruits valvulaires et l'affaiblissement des battements du cœur suffisent à faire admettre l'existence de la myocardite et par suite la formation d'un caillot intra-cardiaque qui, détaché par le courant sanguin, a été transporté dans l'arbre artériel jusqu'à un point trop rétréci pour lui livrer passage.

Les deux observations suivantes sont encore des exemples d'oblitérations artérielles par embolie. Dans la première, l'origine du caillot oblitérateur a été prouvée par l'autopsie. Le second malade a eu successivement une gangrène sèche d'un membre, puis une aphonie brusque avec parésie du membre supérieur droit ; nulle autre cause mieux que l'embolie cardiaque ne saurait expliquer ces accidents se produisant dans deux points si différents du système artériel. Et bien que le Dr Morax n'ait pas constaté de troubles cardiaques pendant la vie, nous savons trop bien à quel degré cette appréciation est délicate et difficile pour nous y arrêter longtemps.

Observation IV

(Dr Valette, *France médicale* 1870, p. 287).

Une jeune fille de 18 ans, atteinte d'une fièvre typhoïde, présente, quelques jours après l'apparition de troubles cardiaques importants et de douleurs dans la cuisse et la jambe droites, une mortification du pied dans les deux tiers antérieurs. L'état général est grave ; le pouls oscille entre 130 et 200 pulsations ; on constate la présence de nom-breuses eschares au sacrum, au trochanter, au périnée, à la vulve ; aucun battement dans la fémorale et la poplitée, aucun cordon dur ou douloureux.

Après quelques hésitations, vu l'état de faiblesse de la malade, M. Valette fait l'amputation. Vingt-trois jours après, la mort arrive sans agonie.

L'autopsie a démontré qu'il n'y avait aucune trace d'endartérite dans les vaisseaux de la jambe ; ils sont moins élastiques, mais non indurés ; on y trouve de petits caillots gris anciens ; il n'y a pas de lésions des parois. Le cœur est sain ; mais on trouve dans le ventri-cule gauche un caillot jaunâtre qui se prolonge jusqu'aux valvules sigmoïdes et qui adhère, vers la pointe du cœur, à la paroi ventricu-laire. Un autre caillot, adhérent aux parois de l'iliaque interne, bouche en grande partie l'iliaque externe. L'artère hypogastrique contient aussi quelques embolies, mais aucune de ces artères n'a de traces d'artérite.

Observation V.

Fièvre typhoïde. — Oblitération artérielle dans la jambe gauche, puis aphonie par le Dr Morax (*Bulletin de la société médicale de Suisse,* 1807), empruntée à la thèse du Dr Debierre.

Un malade de 35 ans, ayant une dothiénentérie légère, était entré en convalescence, quand, après une promenade, des douleurs excessires survinrent dans le membre inférieur gauche. Le Dr Morax constata la disparition des battements dans la crurale gauche et vit survenir la gangrène sèche dans le pied et la jambe de ce côté.

Le 1er mai, pendant le travail d'élimination, il fut atteint de tremblements convulsifs dans la main et le bras droits, de vomissements et de perte de la parole : malgré la persistance de la connaissance, il lui fut impossible d'écrire. La prononciation resta gênée pendant cinq à six jours. Les accidents disparurent. Le travail d'élimination n'était pas terminé quatre mois après.

Nous avons eu jusqu'ici affaire à des oblitérations artérielles, produites par des embolies dont la source directe était le cœur. Mais il peut arriver que le caillot migrateur, cause des accidents, provienne d'un point plus élevé du système artériel où se trouvait antérieurement un caillot oblitérateur, dont les fâcheuses conséquences sur la nutrition des parties sous-jacentes avaient été conjurées jusqu'alors par l'établissement d'une circulation collatérale suffisamment active. Il peut se faire, par exemple, que le caillot primitif se forme au niveau de l'iliaque externe et que la circulation continue dans le membre inférieur, grâce aux anastomoses qui existent entre les branches de l'iliaque interne et celles de la fémorale profonde ; puis, que morcelé, ce caillot donne naissance à une embolie secondaire venant oblitérer l'artère tibiale antérieure, et amener une gangrène de la jambe.

Ce processus est clairement établi dans l'observation suivante, due à M. Lereboullet et publiée dans la thèse du Dr Debierre (1).

1. Debierre, *loco citato.*

Observation XI (M. Lereboullet)

Fièvre typhoïde. — Gangrène sèche de la jambe droite. — Amputation. — Guérison.

B..., soldat à la première compagnie de remonte, entre au Val-de-Grâce le 21 août 1877 (salle 23, n° 12, service de M. Lereboullet).

Au service militaire depuis deux ans, n'ayant jamais fait de maladie grave, cet homme se dit malade depuis quatre jours.

La maladie a débuté par de l'embarras gastrique avec fièvre, céphalée, vertiges, insomnie, douleurs musculaires vagues, constipation. Au moment de l'entrée à l'hôpital, la fièvre est assez vive, la température est à 46°,4 le soir ; pouls petit, fréquent et régulier. Prostration assez marquée, réponses lentes, stupeur, céphalée persistante, douleur à la nuque, douleur persistante dans les régions sus-orbitaires et épicrânienne. Langue blanche, humide, légèrement visqueuse ; ventre modérément ballonné, gargouillement et un peu de douleur à la pression dans la fosse iliaque droite.

Le 23 apparaissent des taches rosées ; elles sont discrètes et occupent surtout la région thoracique et la région abdominale.

Jusqu'au 30 août, la fièvre typhoïde suit son évolution normale, sans complications d'aucune sorte. Le cœur, examiné à plusieurs reprises, ne présente ni souffle, ni irrégularité dans les mouvements ; on ne constate qu'un léger affaiblissement du premier bruit, surtout à la base.

Le 30 août. — Le malade se plaint de douleurs vives dans toute la région externe de la jambe droite. Les douleurs lui semblent profondes ; elles sont provoquées par les mouvements. Mais elles existent également la nuit, et le malade se plaint d'irradiations douloureuses à caractère lancinant, qui paraissent, s'il faut en croire ses descriptions, suivre assez exactement le trajet de la branche fémoro-cutanée du poplité externe. La pression est surtout douloureuse à deux travers de doigt au-dessous de la tête du péroné. La jambe gauche est absolument indemne. En même temps la température s'élève.

Le 31 août. — Au matin, le thermomètre indique 39°,4, et, le soir, il monte à 40°.

Le 1er septembre. — Il est à 40°,9. Ce jour-là on observe au niveau du point douloureux, c'est-à-dire à deux ou trois travers de doigt au-dessous de la tête du péroné, une tuméfaction qui présente le volume d'un œuf de poule. La peau, à ce niveau, est légèrement empâtée, œdémateuse, rougeâtre. La douleur est de plus en plus vive à la pression. En même temps, l'on constate un abaissement notable de la température du pied droit, et les deux premiers orteils de ce côté présentent une rougeur assez foncée et une insensibilité assez marquée à la palpation et à la pression. État typhoïde de plus en plus accentué; insomnie persistante occasionnée par les douleurs.

Le 1er septembre. — Au soir la température est de 38°,6. Le 2, au matin, elle n'est plus que de 36°,6. Ce jour-là, les douleurs sont excessivement vives. La plaque rougeâtre existant au tiers supérieur externe de la jambe droite s'est étendue; à ce niveau, léger degré de fluctuation profonde. Le refroidissement des orteils et du pied augmente; une coloration ecchymotique d'un rouge violacé occupe les deux orteils et s'étend même aux phalangettes des orteils voisins. Ces symptômes et surtout les douleurs spontanées et les douleurs provoquées par la pression dans toute la région externe de la jambe droite augmentent d'intensité.

Du 2 au 5 septembre. — Les signes de gangrène sèche se sont accentués. La plaque rougeâtre, que l'on observe au niveau des muscles péroniers du côté droit, devient violacée, puis noirâtre en certains points. Elle s'étend peu à peu vers la partie inférieure de la jambe. Du côté du pied, les plaques gangréneuses qui occupent les orteils, s'étendent sur la région dorsale jusqu'au niveau de la partie moyenne du premier métatarsien. Les douleurs diminuent, le malade déclare ne plus souffrir lorsqu'il est immobile. L'appétit revient, les symptômes typhoïdes s'amendent. La langue est molle, humide; les gardes-robes, toujours liquides, ont lieu spontanément et volontairement deux ou trois fois par jour.

Le 10. — Tout le pied est envahi ; il est froid, insensible. Au tiers supérieur et interne de la jambe et jusqu'à la partie inférieure, le membre est également refroidi et anesthésique. Par contre, la partie interne et le mollet sont indemnes de toute lésion. La température y est normale. L'état général est un peu plus satisfaisant. Appétit excellent, bonnes digestions. La face est pâle, les traits tirés ; adynamie extrême.

Dès le 1er septembre, M. Lereboullet explore avec le plus grand soin les vaisseaux de la jambe et de la cuisse droite. Il constate à ce moment que l'on ne peut percevoir aucune trace de battements artériels, ni dans la pédieuse, ni dans la poplitée, ni même au niveau de l'artère crurale. Cette exploration n'ayant point été faite avant le moment où l'on constate les premiers symptômes de la gangrène, il est impossible d'affirmer l'époque précise à laquelle ces battements artériels ont disparu.

Le 15. — Le membre inférieur droit offre une coloration violacée, noirâtre, occupant les deux tiers antérieurs du pied, puis toute la région latérale externe de la jambe jusqu'au niveau du tiers supérieur. Les régions envahies sont notablement refroidies et absolument insensibles. Les orteils sont noirs, secs, d'un aspect qui indique toutes les apparences de la gangrène sèche, tandis que le reste du pied et de la jambe est légèrement œdémateux, plutôt violacé que noirâtre.

Le 16. — On constate au milieu des régions restées saines, c'est-à-dire au niveau du tiers antérieur de la jambe et circonscrivant la plaque gangréneuse primitivement développée à son tiers externe jusqu'au bord droit des muscles du mollet, un sillon rougeâtre qui s'étend jusqu'au niveau de l'insertion musculaire du tendon d'Achille, c'est-à-dire au niveau du tiers inférieur et postérieur de la jambe ; ce sillon est très nettement limité à la région postérieure, où l'on voit plusieurs plaques diffuses d'un rouge violacé remontant jusqu'à la partie moyenne de la masse musculaire formée par les jumeaux et le soléaire. La jambe et le pied, toujours enveloppés de ouate et entourés de coussins et de boules d'eau chaude, sont enduits d'une pommmade formée de camphre, de poudre de quinquina, d'alcool et de glycérolé d'amidon.

Le 17. — En enlevant le pansement, on constate qu'un travail d'élimination est en train de se faire. Des phlyctènes remplies d'une sérosité roussâtre se sont développées sur les parties superficielles de la région gangrénée. Au-dessus du tiers externe de la jambe, on détache une eschare noirâtre au-dessous de laquelle les tissus sont ramollis et putréfiés. Toute la moitié antérieure du pied est dure, absolument noire, d'une sécheresse ligneuse. Au-dessus, les tissus semblent plus ramollis ; et la peau, recouverte de nombreuses phlyctènes, est plutôt violacée que noirâtre.

Le malade, quoique soumis à une alimentation réconfortante et à un traitement tonique (vin, extrait de quinquina, potion de Todd), s'affaiblit de plus en plus. L'intervention chirurgicale paraissant absolument indiquée, B..... est évacué au service de chirurgie.

Le 19 septembre. — M. Pingaud pratique l'amputation de la jambe au lieu d'élection, en faisant une incision ovalaire comprenant un lambeau postérieur et qui ménage toute la région du mollet restée saine. Bien que l'opération ait été faite sans qu'aucune compression soit exercée au niveau des artères, il ne s'écoule qu'une quantité de sang tout à fait insignifiante.

Le membre gangrené ayant été enlevé, les artères de la région antérieure et postérieure de la jambe restent béantes, mais sans donner naissance à aucun écoulement sanguin. On fait une ligature sur le tronc tibio-péronier et la tibiale antérieure. En quelques minutes, tout suintement sanguinolent est arrêté et un pansement phéniqué termine l'opération.

L'examen des artères, dont les débris sont aisés à percevoir sur la surface de section du membre amputé, ne montre à l'œil nu aucune lésion appréciable. Il est évident qu'il n'existe dans les vaisseaux ni caillots, ni lésions bien manifestes. L'examen histologique fait par M. Laveran a donné les résultats suivants : l'artère tibiale postérieure est disséquée jusqu'au point où elle pénètre dans les parties gangrénées ; elle n'est pas obturée, mais ses parois paraissent un peu plus épaisses. Un fragment de l'artère tibiale postérieure, pris sur les limites de la gangrène, mais en dehors, est durci dans l'acide picrique, la gomme et l'alcool, puis des coupes sont pratiquées, colorées par le picro-carminate et montées dans la glycérine. Sur certains points, la tunique interne est notablement épaissie ; elle forme des mamelons dans l'intérieur desquels on distingue des éléments embryonnaires ; les points malades sont recouverts par une mince couche de fibrine emprisonnant des leucocytes. Sur aucune des préparations, l'endartérite n'a produit l'oblitération du vaisseau, le plus souvent même elle n'occupe que le tiers environ de la circonférence du vaisseau. En résumé, il n'existe donc qu'une endartérite légère partielle s'expliquant par le voisinage du foyer gangréneux.

La cicatrisation du moignon ne fut entravée que par une petite escharre au niveau du bord de la section du tibia. Le dixième jour après l'opération cette escharre se détacha et, à dater de cette époque, la plaie marcha régulièrement vers la guérison.

J'ai revu plus tard le malade et j'ai constaté les particularités suivantes :

Le moignon est à peu près cicatrisé ; l'état général est très satisfaisant ; mais contrairement aux prévisions que l'on pouvait admettre dans les premiers jours, la circulation ne s'est pas rétablie. Il demeure impossible, en effet, de percevoir dans l'artère crurale droite, aucun battement artériel. C'est à peine si l'on reconnaît quelques légers frémissements qui, par instants, donnent l'illusion d'une pulsation véritable. A gauche le pouls crural, bien que très faible, reste perceptible. Les muscles de la cuisse droite, sont très-manifestement atrophiés, mous et flasques. A gauche, l'atrophie, bien que moins prononcée, est encore évidente. La peau des deux membres inférieurs est excessivement sèche, rugueuse, couverte de squames blanchâtres qui se reproduisent très rapidement malgré les bains que l'on fait prendre au malade. A la racine des poils, existent des taches violacées donnant au membre tout entier un aspect livide. La température est partout inférieure à la normale.

Nous ne pouvons mieux faire ici que de reproduire les conclusions si judicieuses de M. Lereboullet :

« La gangrène du pied droit constatée chez notre malade présentait tous les caractères de la gangrène sèche consécutive à une obturation artérielle. Elle a été précédée de vives douleurs dans la jambe; elle n'a frappé primitivement que le membre inférieur, et encore dans une partie seulement de son étendue; un sillon d'élimination tendait à séparer les parties saines des parties mortifiées au moment où l'amputation a été pratiquée; enfin l'exploration des artères démontrait jusqu'à l'évidence qu'il existait une obstruction artérielle. En effet, pendant toute la durée de la maladie et même après la guérison, il a été impossible de percevoir les battements de l'artère crurale. Cette artère était vide puisque la palpation la plus minutieuse ne révélait pas l'existence de caillots. L'obstruction siégeait donc au-dessus de la crurale. D'autre part la gangrène sèche est toujours la conséquence d'un arrêt complet du sang dans la partie du membre qui se mortifie. Or, chez notre malade, la région du mollet ne s'est pas gangrénée, et après l'amputation elle n'a pas été consécutivement atteinte. Il faut donc admettre que la circulation a pu s'y faire par les anastomoses qui existent entre les branches de l'iliaque interne et celle de la fémorale profonde. Dans ces conditions, il paraît impossible d'affirmer l'existence d'une obstruction complète de l'aorte abdominale ou de l'iliaque primitive. L'obstacle à la circulation devait donc siéger au niveau de l'iliaque externe. Mais, puisque le membre droit s'est gangréné, il faut de plus supposer l'existence d'obturations artérielles secondaires ayant amené l'arrêt complet de la circulation dans le pied et la partie antéro-externe de la jambe droite. Les symptômes observés semblent confirmer cette hypothèse. La douleur vive et subite au tiers supérieur externe de la jambe, l'arrêt de la circulation, le gonflement local, puis, lentement et successivement l'évolution des symptômes de la gangrène sèche font aisément admettre qu'il en a bien été ainsi. Le diagnostic anatomique nous paraît donc être : obstruction lente et graduelle de l'iliaque externe, par un caillot qui, morcelé, a donné naissance à une embolie secondaire venant oblitérer l'artère tibiale antérieure. »

2° *Thrombrose artérielle dans la fièvre typhoïde.*

Nous avons déjà dit, au commencement de ce chapitre, que la coagulation spontanée du sang dans les vaisseaux est favorisée principalement par le ralentissement de la circulation et l'altération des parois vasculaires, accessoirement par l'augmentation dans le sang de la fibrine coagulable, état que J. Vogel a désigné sous le nom d'inopexie. Nous devons donc examiner si ces causes de thrombose existent dans la dothiénentérie.

A. — RALÉNTISSEMENT DE LA CIRCULATION

Toutes les fois que le muscle cardiaque est altéré, on peut affirmer le ralentissement de la circulation, puisque la myocardite se traduit, même dans ses formes légères, par une diminution dans l'énergie des battements du cœur et des intermittences du pouls, Or, nous connaissons l'extrême fréquence de la myocardite dans la fièvre typhoïde. « Vous observerez, dit M. Hayem, peu d'exemples de fièvre typhoïde, sans noter l'apparition dans le cours du troisième septenaire d'un affaiblissement marqué du cœur. »

Dans les cas eux-mêmes où le cœur paraît sain, si ses contractions sont rapides, elles sont cependant mal frappées ; le pouls est ample, il est vrai, mais facilement dépressible, et les congestions des divers organes, surtout des bases pulmonaires, nous autorisent à penser que, en thèse générale, le courant sanguin est ralenti dans la fièvre typhoïde.

B. — Altération des parois vasculaires

Dans la plupart des observations que nous avons données comme exemples d'oblitération artérielle par embolie, on a noté, au niveau des caillots, l'inflammation consécutive de l'endartère. Mais la lésion vasculaire n'est-elle pas, dans certains cas, primitive ? A une époque encore peu éloignée la question n'eût pas même été posée, tant le fait paraissait certain que l'artérite était une affection fréquente qui avait pour conséquence la coagulation du sang. Aujourd'hui, cette opinion n'est acceptée qu'avec la plus grande réserve, et, pour le plus grand nombre des auteurs, l'artérite est une maladie très rare ; il en est même qui doutent de son existence. Dans son Anatomie pathologique (2e édition, p. 222), Rindfleisch dit : « En dehors de l'artérite et de la phlébite par thrombose, il est rare qu'on rencontre l'inflammation aiguë des artères. »

Aussi ne nous étonnerons-nous pas de voir absolument rejetée par la plupart de ceux qui ont étudié la question l'artérite aiguë primitive, d'origine typhoïde. Celle-ci a cependant été défendue avec talent et conviction par le Dr Patry, de Sainte-Maure (1). Le Dr Bourdeau (*Archives médicales belges*, 2me série, 1874) s'est pro-

1. Patry. *De la gangrène des membres dans la fièvre typhoïde, in Archives générales de médecine*, 1863.

noncé dans le même sens ; et, tout récemment, dans une communication à la *Société médicale des hôpitaux*, séance du 8 février 1878, M. le professeur Potain est venu apporter à cette opinion l'appui de sa haute autorité.

Observation VII

(Communiquée par M. Potain à la *Société méd. des hôpitaux*).

En août 1877, entrait dans le service de M. Potain à l'hôpital Necker, salle Saint-Luc, n° 1, un jeune garçon de 18 ans, atteint d'une fièvre typhoïde des plus caractéristiques. Jusqu'au vingt-quatrième jour, les choses s'étaient très bien passées, et le malade était entré dans la période de convalescence confirmée, quand il commença à accuser dans la cuisse et le mollet du côté gauche des douleurs tellement vives qu'il lui était impossible de poser le pied à terre.

On constata en l'examinant que ces douleurs étaient exclusivement limitées au trajet du paquet vasculaire de la cuisse ; au lieu d'être localisées dans une partie du membre, elles se faisaient sentir jusque sur le trajet de la poplitée, dans la tibiale postérieure et même en haut, dans la fosse iliaque, au niveau de l'iliaque externe. On ne sentait nulle part de cordon saillant et induré. Les battements de la fémorale, de la poplitée et de la pédieuse avaient sensiblement diminué d'intensité.

En même temps, il existait un peu de gonflement du membre inférieur, mais appréciable seulement à la mensuration qui donnait :

<pre>
Mollet gauche. . . . .   20 cent. 5
  —   droit. 28   —
Cuisse gauche.   33   —
  —   droite 32   —
</pre>

D'ailleurs pas d'œdème, pas de cyanose ni de refroidissement du membre. Au contraire la température à la main paraissait un peu plus élevée à gauche que du côté opposé ; toutefois cette différence n'était pas appréciable au thermomètre.

Ces phénomènes durèrent huit jours ; puis ils disparurent complètement et le malade put se lever et marcher sans difficulté.

OBSERVATION VIII (même source).

Jeune maçon de 22 ans, entré le 2 novembre 1877, dans le service de M. Potain à l'hôpital Necker, salle Saint-Luc, lit n° 6, pour une fièvre typhoïde dont le début remontait à quelques jours déjà. Le diagnostic était évident ; taches rosées lenticulaires très apparentes, ventre ballonné, fièvre et quelques signes de congestion pulmonaire, peu prononcés d'ailleurs. Aucune complication cardiaque.

La maladie suivit son évolution naturelle et fit sa défervescence au vingt-troisième jour. Mais le soir même, il y eut une légère recrudescence de la température ; puis apparurent de nouvelles taches rosées suivies d'une véritable rechute.

En outre, les battements du cœur, jusque-là normaux, devinrent irréguliers ; cette irrégularité coïncidait avec des intermittences du pouls, mais ne s'accompagnait d'aucune modification appréciable dans le caractère des bruits, et jusqu'alors il n'y avait pas lieu de supposer une endocardite.

Les choses restèrent en cet état du vingt-troisième jour au vingt-septième jour ; à cette époque, la rechute de la fièvre typhoïde disparut à la suite d'un purgatif qui fit cesser la constipation existant alors, et le malade entra dans la période de convalescence confirmée.

Le 22 décembre, c'est-à-dire quarante-huit jours après son entrée, en pleine convalescence par conséquent, le malade se plaignit de douleurs vives limitées à la face interne de la cuisse gauche, sur le trajet des vaisseaux fémoraux. Elles se faisaient sentir, mais d'une manière plus modérée, au niveau de la fosse iliaque, et s'accompagnaient d'une diminution des battements des artères, mais sans la sensation d'un cordon induré le long des vaisseaux. On constatait en même temps que les veines du membre inférieur gauche étaient assez notablement dilatées, mais point dures, et, nulle part, on ne sentait sous le doigt de cordon induré correspondant au trajet de ces vaisseaux. Pas d'œdème. Le malade avait eu une fracture de la jambe gauche et, depuis ce temps, les veines étaient toujours restées très apparentes. Ce phénomène, nous a-t-il dit, devenait surtout appréciable toutes les fois qu'il se fatiguait un peu.

D'autre part, le membre de ce côté était un peu plus gros que l'autre :

Cuisse 38 centimètres de circonférence du côté malade.
— 35 — — du côté sain.
Jambe 26 centimètres de circonférence du côté sain.
— 27 — — du côté malade.

La température du membre atteint était en outre plus élevée que celle du membre sain. Ce phénomène, beaucoup plus net que chez le malade précédent, était très appréciable, non-seulement à la main, mais encore par l'application pure et simple, à la surface de la peau, du thermomètre qui accusait un écart de 2/10 de degré entre la température des deux côtés.

Température de la cuisse gauche . . . . 34°,1
— de la cuisse droite. . . . . 33°,9
Température du mollet gauche . . . . 33°,0
— du mollet droit . . . . 33°,7

23 *décembre.* — Même état, même différence dans la périmétrie et la température. Les battements de l'artère pédieuse sont complètement supprimés.

24 *décembre.* — La chaleur baisse à gauche, le membre diminue de volume. A partir de ce moment, les douleurs devinrent également moins vives dans le côté malade. Les battements reparurent dans l'artère pédieuse, et, quelques jours plus tard, tout avait définitivement disparu.

M. le professeur Potain a eu l'occasion d'observer un troisième fait analogue.

Les deux observations que nous venons de rapporter nous semblent être des exemples évidents d'artérite aiguë survenant pendant la convalescence de la fièvre typhoïde. Dans les deux cas, les accidents ont débuté par de vives douleurs localisées sur le trajet du paquet vasculaire de la cuisse. L'absence d'œdème, de cordon induré et saillant permet d'affirmer que les veines n'ont pas été le siège de la lésion.

Au contraire, la diminution des battements artériels, et même leur suppression momentanée dans la pédieuse chez le second malade, l'augmentation de volume du membre atteint, l'élévation de sa température, indice du développement de la circulation collatérale, plus prononcée dans la seconde observation, où la gêne de la circulation a été portée assez loin pour amener la suspension des battements dans la pédieuse, constituent un ensemble symptomatique d'une netteté parfaite et d'une interprétation facile : il n'est pas douteux que l'on ait eu affaire à une inflammation aiguë des artères du membre inférieur, surtout prononcée dans les fémorales et propagée aux iliaques (obs. VII et VIII), à la poplitée et à la tibiale postérieure (obs. VIII).

On ne peut parler ici d'embolie. Dans aucun des cas, la maladie n'a affecté cette allure brusque ni donné lieu à ces douleurs intenses, occupant toute l'étendue du membre, qui attestent la présence d'une embolie dans un des troncs artériels de ce membre. N'est-il pas de règle qu'un caillot migrateur s'arrête dans un vaisseau dont le calibre est trop faible pour lui livrer passage, oblitère ce vaisseau, comme le ferait une ligature, et s'accompagne dans les parties situées au-dessous de l'oblitération, des phénomènes prémonitoires, de la gangrène (refroidissement, sensation de brûlures, de crampes, cyanose, phlyctènes, etc.) ? Or, rien de tout cela n'a été observé dans les deux cas qui nous occupent.

Voici, du reste, les conclusions que M. le professeur Potain a tirées de ces observations dans une clinique faite à leur sujet, à l'hôpital Necker (1) : « Abordant maintenant la seconde partie de la question, nous sommes conduit naturellement à nous demander, et c'est là que j'en veux venir, quels rapports il y a entre les faits que je viens de vous relater et ceux que nous avons observés. Pour moi, il n'est pas douteux que nous avons eu affaire à des cas identiques ; que, dans ceux-ci, comme dans ceux-là, la maladie a eu pour siège les artères ; qu'enfin, la seule différence qui existe entre eux, c'est que, dans les premiers, elle a été poussée assez loin pour déterminer la gangrène, tandis que dans les seconds, nous n'avons assisté qu'à la première période de la maladie, période qui, jusqu'ici, nous paraît avoir échappé à l'observation, et qui précède la mortification des tissus. Tel est, à mon avis, l'enseignement qu'on doit retirer de ces deux faits : ils nous montrent que, chaque fois que dans la convalescence de la fièvre typhoïde, on voit survenir dans l'un des membres inférieurs les symptômes que nous avons observés chez nos deux malades, on doit regarder comme imminente l'oblitération d'un des vaisseaux artériels, et, comme conséquence rationnelle, la gangrène des parties auxquelles ce vaisseau se distribue. »

Le D* Burlureaux, médecin aide-major 46° de ligne, a publié en 1878 (2) une très intéressante observation d'o-

<hr>

1 .Voy. *Gazette médicale des hôpitaux*, n° 68.

2. Voy. *Gazette hebdomadaire* du 1er février 1878 : Sur les gan-

blitération lente de l'artère tibiale postérieure droite non suivie de gangrène, grâce à l'établissement d'une circulation collatérale. Cette observation présente de grandes analogies avec les deux faits de M. Potain et vient à l'appui des conclusions de ce professeur.

OBSERVATION IX

Fièvre typhoïde grave avec oblitération artérielle consécutive ; rétablissement de la circulation par les collatérales ; hypertrophie sans œdème portant sur toutes les parties du membre atteint (Dr Burlureaux).

L...., soldat au 46e régiment d'infanterie, atteint de fièvre typhoïde, entre au mois de mars 1877, dans le service de M. le docteur Dionis. La maladie fut très grave ; cependant, au commencement de mai 1877, le malade entrait en convalescence. Les seules manifestations qu'il présentait alors étaient : 1° la faiblesse consécutive à toute fièvre typhoïde grave ; 2° des sueurs d'une intensité tout à fait anormale ; 3° de la toux accompagnée d'une expectoration peu abondante, qu'il avait d'ailleurs depuis le début de sa maladie.

Il avait commencé depuis huit jours à se lever et à marcher, lorsque, vers le mois de mai, il ressentit des douleurs dans le pied droit et tout le long de la jambe, à la partie postérieure ; ces douleurs n'étaient pas vives, car le malade n'en parla pas et se contenta de garder le lit pendant deux jours. Au troisième jour, on s'aperçut qu'il boitait en marchant ; la pression du mollet provoquait alors la douleur. M. le docteur Dionis soupçonnant une phlébite, ordonna des applications de collodion ; malheureusement, il ne put pas suivre le malade. Ce dernier reste encore un mois à l'hôpital, reprenant des forces, mais conservant une légère douleur lorsqu'il marchait et qu'il lui fallait éten-

grènes sèches observées dans le cours de la fièvre typhoïde, par le Dr Burlureaux.

Berthoud   5 dre la jambe ; il continuait à boiter. Puis il partit en convalescence.

Arrivé chez lui, il eut, dès le lendemain, du gonflement de la cuisse, de la jambe depuis le genou jusqu'au pied, une teinte violacée de la jambe, depuis le genou jusqu'au pied, sans fourmillements, sans douleurs vives ; pas de sensation de froid. Il dut garder le lit pendant trois semaines ; il ne pouvait pas se lever à cause des douleurs sourdes qu'il éprouvait, mais quand il était au lit les douleurs étaient peu marquées et elles n'empêchaient pas le sommeil. Pendant trois semaines, la jambe resta violacée et le gonflement de tout le membre persista.

En juillet, il recommença à marcher.

En août il pouvait faire jusqu'à 2 kilomètres avec l'aide d'un bâton ou d'un bras.

En décembre, il rentra au régiment, mais toujours boîtant et avec un gonflement considérable de tout le membre inférieur droit.

Sitôt de retour à Auxerre, il fut envoyé à l'hôpital civil, où nous pûmes l'examiner (janvier 1878). L'état général n'est pas mauvais ; les poumons paraissent sains, malgré la toux qui persiste toujours. Le cœur est hypertrophié légèrement, mais il n'est le siége d'aucun bruit anormal. Ses fonctions digestives s'accomplissent régulièrement. Le sommeil est bon.

L'hypertrophie du membre inférieur droit frappe immédiatement l'attention ; tout le membre est régulièrement hypertrophié ; les formes sont si bien conservées qu'on serait en droit de se demander, en comparant avec l'autre membre, si ce n'est pas ce dernier qui serait atrophié. Les mensurations faites symétriquement sur les deux membres permettent d'ailleurs de se rendre un compte exact de cette différence, des mesures prises sur le pied suivant le procédé employé par les cordonniers, indiquent que les deux pieds sont sensiblement égaux ; mais dès les malléoles, la différence devient sensible. Ainsi tandis qu'à droite nous mesurons 29 centimètres pour le tour du bas de la jambe, à gauche, il n'y a que 27 ; aux mollets, 39 à droite et 37 à gauche ; aux genoux également, il y a une différence de 2 centimètres ; à la cuisse, en prenant de chaque côté la circonférence maximum, nous trouvons à droite 58 centimètres et à gauche 55.

Le membre n'offre d'ailleurs aucune coloration anormale ; pas de trouble de nutrition de la peau ; la température paraît sensiblement la même à droite et à gauche. Pas trace d'œdème.

La pression des masses musculaires est légèrement douloureuse au mollet droit seulement. On perçoit par une palpation attentive un cordon induré qu'on peut suivre depuis le pli de l'aine jusqu'au tiers moyen de la cuisse ; cette palpation ne provoque aucune douleur.

Les battements de la fémorale au pli de l'aine n'ont pas la même énergie à droite qu'à gauche. Nous ne parvenons pas à sentir la tibiale postérieure à droite, tandis que nous la sentons très-bien battre à gauche (au voisinage de la malléole interne) ; par contre les battements de la pédieuse sont plus nettement perçus à droite qu'ils ne le sont à l'état normal. Le malade ne se plaint d'aucune douleur quand il est couché, mais quand il marche, il a de la raideur dans la jambe et une douleur sourde dans le mollet.

Diagnostic. — L'existence de la douleur au mollet ayant débuté brusquement, et provoquée aujourd'hui encore par la marche et la pression du mollet, indique qu'il s'est passé dans les vaisseaux profonds un travail dont il nous reste à rechercher la nature.

Est-ce une phlébite ? C'est peu probable, car il n'y a pas eu d'œdème appréciable.

C'est sans doute une coagulation dans l'artère tibiale postérieure. Cette opinion est d'autant plus probable que nous n'avons pas pu retrouver au voisinage de la malléole les battements de la tibiale postérieure. Il faut admettre alors que l'oblitération de l'artère ne s'est pas faite brusquement, sans quoi il y aurait eu dès le début des accidents de gangrène. Un mois après le début de cette complication, aussitôt arrivé chez lui, le malade éprouve une recrudescence de douleur, tout son membre inférieur fut atteint de gonflement, et la jambe et le pied prirent une teinte violacée : c'est sans doute que, sous l'influence de la fatigue du voyage, il se fit une légère inflamma-tion dans les vaisseaux profonds de là, oblitération plus parfaite du

calibre de l'artère tibiale postérieure et propagation de l'inflammation
de l'artère jusqu'en haut de la fémorale ; sous l'influence du repos,
ces accidents s'amendèrent, la circulation se rétablit sans doute par
des voies collatérales, la tibiale antérieure suppléant en partie à la
tibiale postérieure oblitérée (ce qui expliquerait les battements si
nettement observés dans la pédieuse droite). Le cordon fibreux dû
à l'artère oblitérée s'est en partie résorbé : il faut bien l'admettre
puisqu'on ne le sent pas au niveau, de la malléole interne droite, pas
plus qu'on n'y sent les battements artériels. Un reste d'induration est
encore perceptible dans le triangle inguinal. Mais ce qui, à notre
avis, défie toute espèce d'interprétation, c'est l'existence de cette
hypertrophie, sans œdème, généralisée à tout un membre, régulière,
portant sur les os comme sur les muscles, ainsi que le démontrent les
mensurations au niveau des malléoles et des genoux. Le phénomène
doit rentrer dans le groupe des troubles trophiques.

Ce qui, du reste, nous intéresse le plus pour le moment, c'est que
le point de départ de ce trouble de nutrition est une gêne prolongée
de la circulation consécutive, selon toute probabilité, à une oblitération
artérielle survenue pendant la convalescence d'une fièvre typhoïde
grave.

Les trois observations précédentes démontrent que
l'artérite aiguë peut se développer primitivement, sous
l'influence de la fièvre typhoïde et n'être pas suivie de
gangrène, soit qu'elle n'ait pas abouti à l'oblitération des
vaisseaux (premier stade de la maladie), soit que la circulation collatérale ait conjuré le danger (cas du Dr Burlureaux).

Dans les quatre observations suivantes qui sont dues
au Dr Patry, de Sainte-Maure, le processus inflammatoire
a été poussé assez loin pour produire l'oblitération artérielle et nous assistons à la mortification des parties

auxquelles se distribuent les vaisseaux devenus imperméables au courant sanguin.

Observation X

(Obs. I du mémoire du Dr Patry).

Vilain, François, âgé de 23 ans, fort et bien portant, se livrant aux travaux des champs, a commencé, le 10 septembre 1841, à se plaindre de douleurs dans les membres, de perte d'appétit et de diarrhée qui a duré pendant deux jours, avec impossibilité de travailler.

Du 14 au 18. — Il a éprouvé des accès de fièvre qui se reproduisaient plusieurs fois le jour, avec douleurs vives dans les jambes et dans les lombes, céphalalgie frontale et constipation. Le malade a pris 60 centigr. de sulfate de quinine le 17 et autant le 18.

Le 19. — Je l'ai vu pour la première fois, et j'ai constaté les phénomènes suivants : peau sèche et brûlante, fièvre continue, pouls développé, céphalalgie très vive, insomnie, face rouge, langue humide et recouverte d'un enduit jaunâtre, épais ; soif ardente, sommeil agité ; toux sèche, respiration facile, râles sibilants et sonores dans plusieurs points de la poitrine, le ventre est légèrement tendu et douloureux à la pression dans toute sa moitié inférieure ; il y a du gargouillement dans la fosse iliaque droite ; la rate dépasse de trois travers de doigt le rebord des fausses côtes.

Le 21. — Le pouls conserve sa fréquence, mais il a perdu de sa force ; la céphalalgie est moins vive, le ventre est plus tendu et météorisé, le malade a eu hier quatre selles liquides.

Le 24. — La figure a perdu son expression, les yeux sont fixes, les réponses lentes ; surdité, assoupissement, langue sèche et rouge sur ses bords, soif vive ; le ventre est météorisé et douloureux à la pression surtout dans la fosse iliaque droite ; pas de taches pétéchiales ; le pouls est petit, régulier, et donne 118 à 122 pulsations à la minute ; les selles sont liquides et au nombre de trois à quatre par vingt-quatre heures. Décubitus dorsal.

Le 26. — Depuis hier, ce jeune homme est toujours assoupi ; le pouls est très déprimé et très fréquent ; la langue sèche est recouverte d'une croûte noire, ainsi que les dents ; le ventre est tendu, météorisé, et le malade ne manifeste aucun sentiment de douleur si on le comprime même fortement ; évacuation involontaire des urines et des matières fécales ; pas de réponse aux questions qu'on lui adresse.

Le 28. — La figure a beaucoup changé ; elle est très amaigrie ; le nez est effilé, les yeux sont caves ; le pouls est si petit qu'il est difficile à compter ; la peau est sèche ; assoupissement continuel dont il est difficile de tirer le malade. Sa mère, en le changeant, s'est aperçu que la cuisse gauche était gonflée ; ce gonflement s'étend depuis le genou jusqu'à la hanche. A quatre travers de doigt environ au-dessous du grand trochanter, la peau présente une plaque d'un brun foncé qui se confond insensiblement avec les parties environnantes et dont l'épiderme est soulevé au centre ; cette plaque est de la grandeur de la paume de la main ; au-dessous d'elle, on sent de la fluctuation. La peau de toute la cuisse est d'une couleur rouge cuivrée et parcourue par des lignes bleuâtres ; au toucher, elle est froide. Les orteils, le pied et la jambe sont d'un vert foncé et comme desséchés, la peau qui les recouvre est ridée. La sensibilité est complètement éteinte. Les battements de l'artère crurale droite sont très faciles à sentir au toucher, tandis qu'il est impossible de les percevoir à gauche, où l'on sent l'artère converti en un cordon dur résistant ; si on le comprime même fortement, le malade ne manifeste aucun sentiment de douleur.

J'ai interrogé la mère de ce malade pour savoir s'il s'était plaint ; elle m'a dit que le 24 au soir, il avait commencé à éprouver des douleurs vives dans toute la longueur du membre inférieur gauche, ainsi que toute la journée du 25 ; que le 26, son fils, étant toujours assoupi, avait cessé de se plaindre, et qu'alors elle avait cru à une simple douleur passagère.

J'ai fait une incision sur l'eschare gangréneuse de la cuisse ; il s'est écoulé un liquide d'un brun foncé, d'une odeur repoussante ; au milieu de ce liquide, on trouve des lambeaux de muscles noirâtres dont plusieurs ont la longueur du doigt et s'écrasent facilement. En introduisant le doigt dans la plaie, on arrive jusque sur l'os qui est recouvert de son périoste; à la région sacrée, il y a une excoriation de la largeur d'une pièce de 2 francs.

Le 30. — Le pouls ne se sent plus; la peau du corps est peu chaude, la face grippée, la respiration haute et courte. Ce matin, à deux heures, ce malade a été pris d'un frisson très fort, suivi de vomissements liquides, verdâtres; le ventre est très tendu, et, en le comprimant même légèrement, la figure se contracte et exprime le sentiment d'une très vive douleur; il s'écoule par l'ouverture de la cuisse un liquide grisâtre qui répand une odeur fétide; le malade vomit toutes les boissons qu'il prend; l'intelligence est moins anéantie.

Le pied et la jambe sont noirs; la cuisse est violacée, plus volumineuse et l'épiderme est détaché sur plusieurs points; une ligne de démarcation bien tranchée existe entre les parties vivantes et les parties gangrénées; elle passe à trois ou quatre centimètres environ au-dessous de l'aine, gagne le pli de la fesse et contourne la face interne de la cuisse.

Ce malade est mort dans la soirée.

L'autopsie a été faite douze heures après la mort, en présence de mon collègue M. Davonneau.

Le pied et la jambe sont noirs, desséchés et diminués de volume; la peau qui les recouvre est racornie; si on pratique des incisions, il ne s'écoule pas de liquide; la cuisse est un peu plus volumineuse que du côté opposé et d'un brun foncé; l'épiderme est en partie enlevé, et, sur les points où il existe encore, il se détache très facilement; l'incision que j'ai pratiquée pendant la vie et dont les bords forment plusieurs lambeaux, communique avec un vaste foyer gangréneux contenant une petite quantité de liquide d'un gris foncé, et au milieu duquel on rencontre des lambeaux musculaires noirâtres qui s'écrasent facilement sous la pression des doigts et qui répandent une odeur fétide.

Parmi ces débris de muscles, il y en a qui sont libres et d'autres qui tiennent encore aux aponévroses ou aux tendons, mais dont il est facile de les détacher. Cette excavation s'étend jusque sur les faces externes et postérieures du fémur, dont le périoste est d'un brun foncé, mais très adhérent; les muscles des faces interne et antérieure de la cuisse sont très ramollis, d'une couleur noirâtre et infiltrés d'un liquide de même nature que celui de l'abcès gangréneux; toutes ces parties exhalent une odeur repoussante.

Examen des vaisseaux. — L'artère crurale paraît plus volumineuse. Elle est complètement oblitérée supérieurement par des caillots sanguins d'un noir foncé qui se séparent en grumeaux, s'écrasent facilement et dont plusieurs ont près de un centimètre de longueur et n'adhèrent pas aux tuniques artérielles. A la partie inférieure de la cuisse et dans le creux poplité, les caillots sont plus durs, friables, d'un rouge très prononcé, et plusieurs adhèrent à la face interne du vaisseau ; les parois artérielles sont rouges, injectées, épaissies et ont perdu leur élasticité. Au-dessus de l'anneau crural, l'artère ne présente plus de trace d'inflammation.

J'ai ouvert la veine crurale qui n'est point affaissée et offre de la résistance sous la pression du doigt ; elle est oblitérée par des caillots noirs, consistants, mais non adhérents à la face interne du vaisseau ; ses parois sont épaissies, injectées, d'un rouge foncé, et si on la coupe en travers, elle ne s'affaisse pas.

En ouvrant l'abdomen, il s'est écoulé une assez grande quantité d'un liquide verdâtre, au milieu duquel se trouvent des flocons albumineux. L'extrémité inférieure de l'intestin grêle, ouverte jusqu'à la valvule iléo-cœcale, présente quatre plaques elliptiques ulcérées, la deuxième du côté du cœcum présente une perforation à bords irréguliers et autour de laquelle le péritoine est très injecté.

OBSERVATION XI

(Observation II du mémoire du Dr Patry).

Demay (Claude), 18 ans, de petite taille jouissant d'une bonne santé, gagiste. La fille de son maître a été atteinte de la fièvre typhoïde le 4 octobre 1842, après avoir fait des visites à des dothiénentériques, et il a été pris de la même affection le 30 du même mois.

La maladie a débuté par une très forte céphalalgie; le 1er novembre, douleurs générales avec une très grande faiblesse, des vertiges, de la diarrhée; ce jeune homme continue de travailler, et l'appétit est conservé. Le 2 et le 3, il est dans le même état, et le 4, il est obligé de garder le lit; la peau est brûlante, il a de la fièvre et une grande altération, il prend encore quelques aliments. Les 5, 6 et 7, même état. Dans la nuit du 7 au 8, hémorrhagie nasale peu abondante; peau sèche et brûlante, toux, insomnie, pouls fréquent, bourdonnements d'oreille avec légère surdité; langue blanche, humide et recouverte d'un enduit jaunâtre, épais; bouche sèche, céphalalgie sus-orbitaire très vive. A l'auscultation, on entend en plusieurs points de la poitrine du râle sibilant; le ventre est douloureux à la pression, légèrement tendu et météorisé.

Les 9, 10, 11 et 12. — La position du malade a peu changé; la céphalalgie persiste avec la même intensité; les selles sont liquides; l'abdomen est plus tendu et présente à sa surface plusieurs taches pétéchiales. Rêves pénibles la nuit; rate gonflée et dépassant le rebord des fausses côtes.

Les 13, 14, 15 et 16. — Le pouls est très fréquent et conserve de la force; surdité, réponses lentes, figure immobile, yeux fixes; langue sèche, et rouge sur les bords, dents fuligineuses; ventre plus tendu, météorisé et très douloureux à la pression; quand le malade veut s'assoupir, il tombe dans des rêves pénibles. Liniment sulfurique, application sur le ventre d'huile de camomille camphrée; petits lavements avec le décocté de fleurs de camomille et d'écorce de quinquina.

Le 18. — Depuis hier matin, ce malade a été pris d'une douleur très vive de l'avant-bras gauche, qui se propage jusqu'aux extrémités des doigts. Cette douleur diminue par moment pour augmenter avec plus de violence; il n'y a pas de gonflement appréciable. Les doigts qui sont demi-fléchis, ne peuvent exécuter de mouvements; ils sont froids et violacés à leur extrémité; la sensibilité y est très-obtuse. La température de l'avant-bras est égale à celle du reste du corps. Les battements des artères radiale et cubitale sont très appréciables, mais ils sont plus faibles que du côté droit; les parois de ces deux artères sont douloureuses à la pression. Les symptômes de la fièvre typhoïde ne sont pas aggravés.

Le 22. — Les douleurs de la main et de l'avant-bras sont tellement vives qu'elles arrachent des cris au malade; les mouvements sont très-douloureux et presque impossibles; la main est complètement froide, et l'avant-bras est au-dessous de la chaleur naturelle. La face palmaire de l'avant-bras est légèrement gonflée, les battements des deux artères se sentent à peine, les pulsations de la brachiale gauche sont plus faibles que celles de la brachiale droite; le ventre est un peu moins tendu; selles toujours liquides, mais moins nombreuses. Langue rouge, beaucoup d'altération. — La main et l'avant-bras sont tenus très-chaudement. Potion à l'extrait de quinquina; lavement avec la décoction de quinquina; 3 fois par jour, une pilule d'extrait thébaïque à 5 centigr.

Le 24. — Les battements de la radiale et de la cubitale sont insensibles au poignet, où elles sont converties en un cordon dur, résistant, très-douloureux. L'artère brachiale est très-sensible à la pression, et ses pulsations sont plus faibles que du côté opposé.

Le 25. — Les douleurs de l'avant-bras sont toujours très vives; les battements de l'artère brachiale ne sont pas appréciables jusqu'au niveau de l'attache du grand pectoral, et dans toute cette étendue on ne sent plus qu'un cordon dur et très douloureux à la pression. Dans le creux de l'aisselle on perçoit encore des pulsations, mais elles sont très faibles.

Le 26. — Plus de diarrhée; le ventre n'est plus tendu, n'est plus douloureux à la pression. Les douleurs de l'avant-bras gauche sont toujours très-vives et ne dépassent pas le coude. Les doigts, la main, et la face palmaire de l'avant-bras du même côté sont froides, violets, et insensibles; la face dorsale conserve encore un peu de chaleur et de sensibilité; le bord cubital est plus sensible que le bord radial. Les mouvements de l'articulation du coude sont très-douloureux et très limités; l'avant-bras est demi-fléchi sur le bras et ne peut être étendu.

Les battements du cœur sont réguliers, et n'ont rien d'anormal. Les pulsations des artères carotides et sous-clavières gauches sont égales à celles du côté opposé.

(*Le* 28. — État général assez satisfaisant : les doigts de la main gauche se dessèchent ; toute la face palmaire de l'avant-bras est gangrénée.

3 *décembre* (35° jour de la fièvre typhoïde). — Le jeune homme demande à manger ; la gangrène n'a pas fait de nouveaux progrès. Sur la face dorsale du poignet, existe une ligne de démarcation bien tranchée entre les parties vivantes et les parties mortifiées. Au milieu de la plaque gangréneuse qui occupe la face palmaire de l'avant-bras, j'ai ouvert un abcès profond formé par un liquide noirâtre, d'une odeur repoussante. Au milieu de ce liquide, se trouvent des lambeaux musculaires, d'un noir foncé, qui s'écrasent sous la pression du doigt. Si on cherche à étendre les doigts demi-fléchis, le malade se plaint de douleurs très vives dans les muscles de la face antérieure de l'avant-bras. L'humérale est complètement oblitérée, et on ne sent plus les battements de l'axillaire.

Le 15. — Le malade se promène. L'eschare gangrenée de l'avant-bras commence à se détacher ; elle intéresse la couche musculaire superficielle. Pas encore de séparation entre la main et l'avant-bras.

Le 20. — Plaque gangréneuse de l'avant-bras entièrement tombée ; tous les muscles de la région superficielle se sont détachés par lambeaux d'un noir foncé ; plusieurs tendons du fléchisseur superficiel pendent hors de la plaie. Une solution de continuité qui sépare les parties vivantes des parties gangrénées entoure l'articulation du poignet.

5 *janvier*. — Plaie de l'avant-bras recouverte de bourgeons charnus de bonne nature. Le sillon d'élimination qui existe autour du poignet est plus profond et commence à suppurer.

Le 10. — Deux os du carpe sont tombés ; la solution de continuité qui sépare le poignet de l'avant-bras pénètre jusqu'aux os ; les deux premiers métacarpiens sont désarticulés d'avec le carpe. Tous les tendons de la face palmaire du poignet sont détruits.

Le 30. — Désarticulation carpo-métacarpienne. J'ai conservé la main, qui est dure, sèche, comme si elle eût été carbonisée.

Le 18 *février*. — La plaie de désarticulation est cicatrisée ; il reste au milieu une ouverture fistuleuse, par laquelle il sort un pus liquide, et qui tient à la nécrose des os du carpe. A la fin du mois, la cicatrisation est complète, après la sortie de plusieurs portions osseuses.

J'ai examiné ce malade un an après la guérison : on sent les battements de l'axillaire, mais ils sont plus faibles que du côté opposé. L'humérale est convertie en un cordon dur qui n'est pas douloureux à la pression. Les artères radiale et cubitale ne sont pas appréciables au toucher. La peau de l'avant-bras est froide, surtout auprès du moignon, où elle est violacée. La face palmaire de l'avant-bras présente une dépression assez considérable qui tient à l'absence de la couche musculaire superficielle de cette région.

OBSERVATION XII

(Obs. III du mémoire du Dr Patry).

Triolet, Jean-Baptiste, 33 ans, fort et bien portant, n'ayant jamais eu de maladie grave, scieur de long, travaillant au chemin de fer. Entré à l'hôpital de Sainte-Maure le 23 avril 1848. Malade depuis huit jours environ ; garde le lit depuis quatre jours.

Le 23 *avril*. — Il présente les signes caractéristiques d'une fièvre typhoïde, qui va en s'aggravant jusqu'au douzième jour. Le treizième et le quatorzième (29 et 30 avril), amélioration.

1er *mai*. — La nuit a été mauvaise, le malade a cherché plusieurs fois à se lever, se plaignant de vives douleurs dans le pied droit. Le pouls est plus fréquent et déprimé ; les dents sont couvertes de croûtes fuligineuses, noirâtres ; réponses lentes et difficiles. Depuis hier dans la soirée (quatorzième jour), douleurs violentes du gros orteil qui n'est point gonflé, ni changé de couleur ; à la pression, ou si on imprime des mouvements, les douleurs sont beaucoup plus vives. Application de six sangsues sur le pied.

Le 2. — Les sangsues ont donné du soulagement et la nuit a été un peu plus calme. Douleurs du pied moins vives. Malgré la faiblesse du pouls, quatre autres sangsues.

Le 3. — Nuit mauvaise, pouls à 120 et très déprimé ; soubresauts des tendons, langue sèche et brune, ventre plus météorisé. Les douleurs du gros orteil sont très intenses ; elles se prolongent sur le pied et le long de la jambe ; si on cherche à faire des mouvements, le malade dit qu'il lui semble qu'on lui arrache les nerfs. Température moins élevée que du côté opposé ; gros orteil froid et de couleur terne. Les artères crurale et poplitée ne sont point douloureuses à la pression, et les battements sont égaux à ceux du côté opposé. Derrière la malléole interne, la tibiale postérieure est très douloureuse à la pression et ses pulsations sont moins appréciables qu'à gauche.

Le 5. — Malade toujours assoupi, selles involontaires. Tout le pied est froid, d'un rougé violacé et la peau ridée ; à la face interne du gros orteil existe une plaque noire qui se prolonge jusque sur la face interne du premier métatarsien. Les battements de la tibiale postérieure droite ne se sentent plus au toucher, et à la place on trouve un cordon dur, douloureux à la pression.

Le 8. — L'assoupissement continue ; pouls à 132 et très petit ; figure très amaigrie, yeux excavés, ventre très tendu. Tout le pied est gangrené et d'un vert foncé.

Le 10. — La gangrène gagne l'extrémité inférieure de la jambe, et si on cherche à faire exécuter des mouvements au pied, on provoque des douleurs très vives. Les battements de la fémorale et de la poplitée du côté droit ont toujours la même force qu'à gauche.

Le 12. — Ce malade s'est éteint ce matin sans faire le plus petit mouvement. La gangrène s'est étendue jusqu'à la partie moyenne de la jambe ; il n'y a pas de ligne de démarcation entre les parties vivantes et celles qui sont mortifiées, ce qui prouve que le sphacèle aurait fait de nouveaux progrès.

Autopsie. — Faite vingt-six heures après la mort. Les muscles sont fermes et ont conservé leur couleur naturelle.

Tête. — Les membranes du cerveau sont injectées ; la substance cérébrale est de couleur naturelle et n'est point ramollie ; les ventricules latéraux contiennent chacun environ une cuillerée à café de sérosité.

Poitrine. — La muqueuse des bronches est légèrement injectée ; les deux poumons sont libres et engorgés à leur base. Le cœur est sain et il y a peu de sérosité citrine dans le péricarde.

Abdomen. — Le duodénum et la première moitié de l'intestin grêle présentent quelques plaques rougeâtres, au niveau desquelles la muqueuse paraît ramollie. Dans la moitié inférieure de l'intestin grêle, on observe une vingtaine d' plaques elliptiques ramollies, de couleur brunâtre, s'élevant au-dessus de la muqueuse, sans ulcérations appréciables, présentant un grand nombre de petits orifices appartenant aux cryptes muqueux ; les cinq plaques les plus rapprochées du cœcum sont ulcérées et la muqueuse qui les recouvre est détruite.

Le gros intestin contient quelques matières liquides, et sa muqueuse est injectée sur différents points : Glandes mésentériques plus volumineuses, rougeâtres et ramollies. Rate volumineuse et ramollie.

Membre abdominal droit. — Artères fémorale et poplitée libres et sans lésions appréciables ; de même pour la veine crurale. Le pied et le bas de la jambe jusqu'à 20 centim. environ au-dessus de l'articulation tibio-astragalienne sont noirs desséchés et moins-volumineux que du côté opposé ; orteils fortement fléchis ; pas de ligne de séparation entre les parties sphacélées et les parties vivantes.

Les artères tibiales antérieure et postérieure sont oblitérées dans toute leur étendue par des caillots sanguins dont plusieurs ont au moins 1 centim. de longueur. Ceux de l'extrémité supérieure des artères sont noirs et s'écrasent facilement, ceux des extrémités inférieures sont moins foncés, plus consistants et n'adhèrent point à la face interne des vaisseaux. Les tuniques artérielles sont rouges, injectées, épaissies et ont perdu leur élasticité ; ces deux artères sont plus volumineuses que du côté opposé.

Observation XIII (obs. IV du mémoire du Dr Patry).

Thoumelain (René), soldat au 4ᵉ de ligne, est entré à l'hôpital de Sainte-Maur, le 27 novembre 1848. Homme fort, bien constitué, n'ayant jamais eu de maladie grave.

Il présente tous les symptômes d'une fièvre typhoïde adynamique : céphalalgie violente, vertiges, bourdonnements d'oreilles, rêves pénibles, réponses lentes, langue sèche, enduit fuligineux des gencives, ventre météorisé et douloureux à la pression, gargouillement dans la fosse iliaque droite, taches pétéchiales sur la peau de l'abdomen, pouls fréquent et déprimé.

Le 12 *décembre.* — Peau sèche, pouls à 120 et très petit ; soubresauts des tendons ; les yeux sont fixes, surdité très prononcée ; le ventre est plus tendu et les selles plus nombreuses. Ce malade se plaint de douleurs vives qui partent depuis l'angle du maxillaire inférieur gauche et se prolongent dans les régions parotidienne et temporale du même côté. A la pression, les douleurs augmentent, mais il n'y a pas de gonflement ni de rougeur. Application de 8 sangsues derrière l'angle du maxillaire inférieur ; prendre dans la journée trois pilules d'extrait thébaïque de cinq centigr. chaque.

Le 13. — Malgré les sangsues, les douleurs sont toujours aussi vives ; les battements des carotides primitives sont égaux, ceux de la temporale gauche, qui est très douloureuse à la pression, sont à peine sensibles, tandis qu'ils sont très appréciables du côté opposé. A l'auscultation, les battements du cœur sont réguliers.

Le 14. — Le malade qui a toute sa connaissance, ne peut prendre un moment de repos, tant les douleurs des régions parotidienne et temporale sont violentes ; ces parties ne sont pas gonflées. Le pavillon de l'oreille est froid et de couleur violacée ; les battements de l'artère temporale gauche ne se sentent plus ; derrière l'angle du maxillaire inférieur du même côté, si on comprime avec l'extrémité du doigt on provoque de très vives douleurs et on ne sent pas les battements de la carotide externe, tandis qu'on les perçoit très bien du côté droit.

Le 17. — Pouls déprimé et très fréquent, langue rouge, sèche et fendillée ; délire tranquille, les douleurs sont toujours aussi vives. Le pavillon de l'oreille est d'un brun foncé et ridé ; les régions parotidienne et temporale sont froides, de couleur violacée et présentent plusieurs petites bulles remplies d'un liquide noirâtre qui répand une odeur fétide en s'écoulant. Au milieu de la région temporale, il y a du gonflement avec fluctuation, j'ai ouvert ce petit abcès et il s'est écoulé un liquide d'un gris foncé avec odeur gangréneuse très forte.

Le 21. — Gangrène étendue au front, aux deux paupières et à la joue du même côté, jusqu'à la commissure des lèvres ; ces parties sont froides et ont une couleur d'un rouge terne. Plusieurs lambeaux du muscle temporal se sont écoulés par la plaie de cette région. Les douleurs ne diminuent pas.

Le 24. — Le malade, qui a par moments sa connaissance, se plaint toujours de douleurs très vives à la région parotidienne. Le pouls est petit et très fréquent ; la gangrène n'a pas fait de nouveaux progrès ; une ligne de démarcation à bords frangés s'est établie entre les parties sphacélées et les parties vivantes. L'eschare est sèche, excepté au niveau de la région temporale où existe une ouverture irrégulière par laquelle s'écoule un liquide d'un gris foncé. L'artère carotide primitive gauche n'est pas douloureuse à la pression et ses battements sont égaux à céux du côté opposé.

Au niveau des clavicules et le long du cou, il y a un grand nombre de sudamina.

Le 28. — Le malade s'affaisse de plus en plus ; pouls très petit et très fréquent ; langue sèche et recouverte d'une croûte noire ainsi que les dents ; conjonctive de l'œil gauche très injectée, paupières noires et desséchées.

1er janvier. — Depuis deux jours le malade boit un peu mieux, mais il est toujours dans un état de somnolence dont on a beaucoup de peine à le tirer ; les douleurs sont toujours très vives et elles augmentent si on comprime la région parotidienne.

Le 4. — On ne sent plus le pouls, les extrémités sont froides. Un sillon commence à s'établir entre les parties vivantes et les parties gangrénées ; il passe sur le front entre la bosse frontale gauche et la ligne médiane de cet os, descend en dedans des paupières le long de la racine du nez, puis il se porte un peu en dehors sur la joue, gagne la commissure des lèvres, puis le bord du maxillaire inférieur, pour remonter ensuite en arrière du pavillon de l'oreille.

Le malade est mort cette nuit sur les trois heures.

Autopsie dix-sept heures après la mort. — Amaigrissement considérable. Cerveau de consistance naturelle et légèrement piqueté ; les ventricules latéraux contiennent environ une demi-cuillerée de sérosité.

Examen de la poitrine. — Adhérences du poumon gauche avec la plèvre costale ; poumons sains, congestionnés à la base. Le cœur est de volume normal et contient un peu de sang liquide ; son tissu est pâle et non ramolli ; sa membrane interne et ses valvules ne présentent aucune altération appréciable.

Examen de l'abdomen. — La muqueuse de l'intestin grêle ne présente rien d'anormal supérieurement ; inférieurement, en approchant de la valvule iléo-cœcale, on trouve les plaques elliptiques ulcérées et la muqueuse qui les recouvre est détruite : le bord de ces ulcérations est rouge et saillant. Les ganglions mésentériques sont gonflés et ramollis.

Examen des parties gangrenées. — L'eschare de la face est sèche, d'un noir foncé, et en l'incisant elle répand une odeur gangréneuse ; elle intéresse toute l'épaisseur des parties molles jusqu'aux os dont le périoste est brun foncé et très-adhérent ; le sillon qui sépare l'eschare intéresse toute l'épaisseur de la peau et commence à suppurer. Au milieu de la région temporale, existe une ouverture à bords irréguliers qui communique avec l'abcès gangréneux ; le muscle temporal est en partie détruit et plusieurs lambeaux sont détachés au milieu du pus.

Examen des artère carotides. — L'artère carotide primitive gauche ne présente pas d'injection appréciable ; ses parois ne sont point épaissies et ont conservé leur élasticité ; il en est de même de la carotide interne. La carotide externe du même côté, à 1/2 centimètres au-dessus de sa naissance, est oblitérée par un caillot d'un noir foncé, assez consistant, et qui s'écrase facilement sous la pression du doigt. Un peu plus haut, on trouve un second caillot qui occupe tout le reste de l'artère jusqu'à sa division ; il est dur, friable, décoloré et adhère au vaisseau ; les parois de l'artère sont injectées, épaissies, et se laissent facilement déchirer. La tunique interne est rouge, a perdu son poli et sa transparence.

Les veines jugulaires ne présentent aucune lésion.

L'artérite des quatre malades qui font le sujet des observations du D' Patry ne saurait être mise en doute ; elle est prouvée et par les symptômes notés pendant la vie et par l'examen anatomo-pathologique. Elle s'est manifestée par les mêmes signes que dans les faits de M. le professeur Potain ; mais, au lieu de se terminer, comme dans ceux-ci, par résolution, elle a été assez intense et assez étendue pour amener l'oblitération des vaisseaux et la gangrène consécutive.

Les accidents ont débuté par une violente douleur limitée au trajet des artères et augmentant par la plus légère pression ; les parois artérielles étaient dures, plus volumineuses ; les pulsations, de plus en plus faibles à mesure que les caillots prenaient naissance, cessaient bientôt d'être appréciables, lorsque l'oblitération était complète, et alors les vaisseaux étaient convertis en cordons durs, douloureux, imperméables au courant sanguin.

Le processus pathologique a surtout présenté une grande netteté dans l'observation XI. Chez ce malade, on a pu suivre les progrès de l'inflammation artérielle et de la formation des caillots depuis l'avant-bras jusque dans le creux de l'aisselle. Sa main offrait déjà les signes de la gangrène lorsque l'inflammation vasculaire, qui avait amené tout d'abord l'oblitération des artères de petit calibre, s'est étendue aux troncs de l'avant-bras. Ceux-ci sont devenus durs, rénitents, douloureux à la plus légère pression, et leurs pulsations se sont graduellement affaiblies pour disparaître complètement. L'inflammation artérielle ayant gagné le bras, l'humérale, puis l'axillaire ont présenté les mêmes phénomènes morbides; mais tandis que la première persistait à l'état de cordon induré, sans battements, les pulsations de la seconde sont redevenues sensibles, tout en restant plus faibles que du côté opposé. Ce dernier résultat s'explique en admettant que l'artère n'a été que très-incomplétement oblitérée, ce qui a permis à la circulation de se rétablir dans son intérieur.

Si, chez ces malades, la coagulation du sang avait précédé l'artérite, les symptômes auraient suivi une marche inverse à celle qui a été observée. Le premier phénomène appréciable eût été la suspension des battements artériels, accompagnée, dans l'hypothèse d'une embolie, par une douleur vive et subite, siégeant dans le membre tout entier et non plus sur le trajet exact des vaisseaux. Ceux-ci n'auraient pas été, de prime abord, durs et douloureux à la pression.

L'examen anatomique a, du reste, été pratiqué dans trois de ces cas, et toujours, dit le Dr Patry, « les parois artérielles étaient injectées, épaissies, dures, friables et avaient perdu leur élasticité. Chez le malade de l'observation IV, j'ai noté que la tunique interne était rouge et n'avait plus son poli et sa transparence. Les caillots qui oblitéraient les artères étaient plus ou moins denses, d'une couleur plus ou moins foncée, suivant qu'on s'éloignait plus ou moins de l'époque de leur formation, et, chez deux de ces malades, ils adhéraient à la tunique interne du vaisseau. » Ces altérations des parois artérielles étaient trop anciennes et trop prononcées pour qu'on puisse leur attribuer une origine consécutive à la coagulation du sang.

L'existence de l'artérite aiguë primitive dans la fièvre typhoïde nous semble suffisamment démontrée par les observations que nous venons de rapporter. Il n'est pas plus déraisonnable de l'admettre dans la dothiénentérie que dans la variole où M. Brouardel l'a rencontrée, surtout dans l'aorte (1).

« Si les recherches cadavériques démontrent que pendant la marche de la dothiénentérie tous nos tissus offrent plus ou moins fréquemment des lésions morbides dont l'influence se fait sentir d'une manière souvent fâcheuse sur l'issue de la maladie, pourquoi les vaisseaux seraient-ils à l'abri de ces altérations secondaires qui se développent sous l'influence du même principe morbide? Patry ». Les phénomènes de dénutrition qui constituent le processus fébrile laissent les organes et les tissus dans un état de faiblesse qui les prédispose à l'inflammation. Ceci est surtout remarquable pour la fièvre typhoïde, la plus longue des fièvres essentielles. Et si l'endartérite est peu commune dans la dothiénentérie, c'est que la tunique interne des artères est un des tissus les plus rebelles à l'inflammation spontanée; de là sans doute la tendance actuelle à rejeter l'artérite aiguë primitive. Mais c'est précisément la rareté indéniable de cette affection qui rend son existence dans la fièvre typhoïde très importante et très intéressante à constater.

L'endocarde est en tout comparable à la tunique interne

1. Voy. *Archives générales de médecine*, 1874.

des artères sous le rapport de sa structure et de ses altérations. « Connaître les lésions de l'une de ces membranes, c'est connaître celles de l'autre, l'endartérite et l'endocardite étant des maladies similaires (1). » Or, y a-t-il dans la science des exemples d'endocardite d'origine typhoïde? Griesinger a rapporté un cas d'endocardite valvulaire développée dans le cours de la dothiénentérie, et, dans la remarquable observation de M. Hayem, on a constaté l'inflammation de l'endocarde pariétal; Skoda signale la tuméfaction de l'endocarde et des valvules.

« Les altérations de l'endocarde, dit Trousseau, consistent dans une sorte d'épaississement de la membrane séreuse, surtout au niveau des lames de la valvule mitrale; il y a turgescence avec rougeur vive plutôt qu'une prolifération des cellules de l'épithélium (2). »

M. le professeur Peter (3) n'est pas moins affirmatif. « Il n'est pas douteux que l'endocardite ne soit une complication fréquente de la scarlatine (les travaux modernes, et en particulier ceux très consciencieux du docteur Martineau, l'ont suffisamment démontré), de la fièvre puerpérale (cela résulte surtout des belles recherches de MM. Cornil et Ranvier) et de la fièvre typhoïde (je vous ai fréquemment fait entendre dans les salles, les souffles de l'endocardite chez les typhoïdes, et fait voir à l'amphithéâtre la proliféra-

---

1. *Clinique médicale* de M. le professeur Péter, 2me édition, t. I, page 370.

2. Trousseau. *Clinique médicale de l'Hôtel-Dieu*, 5me édition, t. I, page 307.

3. *Loc. cit.*, page 13.

tion épithéliale sur les valvules mitrales et sigmoïdes, à la suite et par le fait de la dothiénentérie. »

L'existence bien constatée de l'endocardite d'origine typhoïde est un nouvel argument à invoquer pour faire comprendre et admettre la production sous la même influence de cette autre affection, si analogue à la précédente, l'endartérite.

Ajoutons que M. Hayem, recherchant la cause de l'oblitération artérielle survenue chez sa malade, s'est tout d'abord rallié à l'idée d'une obstruction par artérite, preuve que le diagnostic n'est pas toujours facile dans ces circonstances et que l'artérite est capable d'expliquer parfois les phénomènes observés. « Le caillot migrateur, disait M. Hayem, s'est-il formé sur place ou provient-il d'une embolie? Dans la gangrène sèche, l'oblitération artérielle est presque invariablement due à une endartérite. L'âge prédispose d'une manière toute particulière à cette inflammation des artères. Or les malades des observations que je vous ai citées ont de 10 à 23 ans; ils sont dans la période de la vie où l'endartérite est rare, exceptionnelle ; aussi doit-on songer chez eux à la possibilité d'une embolie. Quelle peut être la source de l'embolie. Je n'en vois pas d'autre que le cœur.

« Examinons cette hypothèse d'embolies d'origine cardiaque. Vous vous souvenez que j'ai cherché à vous démontrer la fréquence des lésions cardiaques dans la fièvre typhoïde. Mais ces lésions portent presque invariablement sur le myocarde. L'endocardite est aussi rare dans cette maladie que la myocardite y est fréquente, et les concrétions sanguines du cœur, de même que les végétations valvulaires qui peuvent devenir des corps migrateurs et oblitérants, sont des produits de l'inflammation de l'endocarde et non du myocarde.

« Notre malade a présenté, il est vrai, des signes physiques d'altérations du cœur ; mais ces signes ont été peu accentués et nous en avons constaté de bien plus évidents chez des malades qui n'avaient aucune lésion de l'endocarde.

« Nous n'avons donc pas de raisons suffisantes pour accepter l'embolie. Reste l'hypothèse d'une thrombose, soit d'une artérite oblitérante. L'objection concernant l'âge des malades, objection qui vous a conduit tout d'abord à discuter la possibilité de caillots migrateurs, ne peut avoir, vous le concevez bien, qu'une valeur relative et non absolue. L'endartérite n'est pas forcément une maladie de la vieillesse.

« Vous savez comment les choses se passent dans ces cas d'oblitérations artérielles. La lésion inflammatoire siège dans la membrane interne des vaisseaux ; elle est souvent caractérisée, même chez le vieillard, par un processus très aigu. C'est, en conséquence, à la fois du rétrécissement du vaisseau et de l'inflammation de l'endartère que le sang se coagule, et, le caillot une fois formé, s'étend plus ou moins loin, oblitérant ou respectant les branches voisines.

« Pourquoi cette inflammation aiguë des artères ne se produirait-elle pas sous l'influence de la fièvre typhoïde, quel que soit l'âge des malades ? C'est là un sujet encore peu étudié, mais sur lequel nous ne sommes pas absolument dépourvus de tout renseignement.

« Il n'est pas très rare, en effet, de trouver chez des

individus qui succombent à une fièvre typhoïde des infarctus viscéraux, c'est-à-dire des lésions consécutives aux oblitérations des artères correspondantes. J'en ai observé pour ma part dans la rate et dans les reins, et il m'a semblé que les caillots étaient dans ces cas la conséquence d'une endartérite. De plus, dans mes recherches sur les myosites symptomatiques, j'ai rencontré des infarctus hémorrhagiques qui m'ont paru s'expliquer aisément par une endartérite oblitérante des artères correspondantes..... Dans l'état actuel de nos connaissances, l'hypothèse d'une artérite oblitérante nous paraît donc le plus vraisemblable. »

Citons enfin l'opinion de M. G. Homolle (1). « D'autre part, l'endartérite qui se produit soit dans les gros troncs et dans l'aorte même, soit dans des branches moins importantes, au milieu ou même loin des foyers de myosite peut provoquer des thromboses sur place ou des embolies à distance dans le système artériel ; c'est là une autre cause d'infarctus, c'est aussi la lésion primitive dans la gangrène des membres. »

L'artérite aiguë peut donc se développer primitivement dans la fièvre typhoïde : l'observation, aidée du raisonnement, est là pour le prouver. Nous n'avons pas l'intention d'en faire la cause univoque des oblitérations artérielles qui s'observent dans la dothiénentérie et qui sont produites, dans beaucoup de cas, par des embolies, ainsi que nous l'avons admis dans le chapitre précédent. Mais nous croyons que, dans la fièvre typhoïde particulièrement, il

1. Revue des sciences médicales, 1877, t. X. De la fièvre typhoïde, par G. Homolle.

n'est pas permis de repousser l'artérite aiguë primitive pour la plus grande gloire de l'embolie.

C. — *État du sang dans la fièvre typhoïde.*

Dans la dothiénentérie, le sang est liquide ou caillebotté, poisseux ; on l'a comparé à de la gelée de groseilles ; il renferme, même pendant la vie, un très grand nombre de bactéries (*bacterium punctum, bacterium catenula*) auxquelles quelques observateurs ont assigné un rôle important dans la pathogénie de la maladie, ces bactéries ne sont pas spéciales à la fièvre typhoïde.

Pour Griesinger (*Traité des maladies infectieuses*), le sang, d'une manière générale, est plus noir, rouge-cerise, plus fluide, huileux et moins coagulable. Est-ce en raison d'une grande quantité d'ammoniaque, se demande l'auteur ?

« Dans certaines maladies, comme la fièvre typhoïde, la fièvre puerpérale, la rétraction de la fibrine est moins prononcée, mais néanmoins le passage à l'état solide a lieu. Cela coïncide ordinairement avec une modification générale de la nutrition et avec un changement qui est survenu dans les échanges moléculaires entre le plasma sanguin et les tissus, changement qui a modifié la composition de la plasmine, de telle manière que la fibrine qu'elle produit alors ne présente plus un retrait fibrillaire aussi net. » Ch. Robin, *Leçons sur les humeurs.*

Pour M. le professeur Jaccoud (Pathologie interne, t. II, page 750), l'altération du sang dans le typhus abdominal est complexe : la fibrine et les hématies sont diminuées, les globules blancs sont augmentés au début (leucocythose typhoïde) ; l'albumine et les matériaux solides du sérum tombent au-dessous de la normale, la proportion d'oxygène s'abaisse, tandis que celle de l'acide carbonique est accrue. »

« En général, au début de la fièvre typhoïde, le poids des globules sanguins est augmenté et la fibrine diminue ; mais à mesure que la maladie se prolonge et s'aggrave, le sang s'appauvrit notablement en globules. Ceux-ci tombent de 125 à 80 pour 1000 parties de sang (Andral et Gavarret). Toutefois le chiffre de l'hémoglobine reste au chiffre normal (Quinquaud). Le plasma augmente, mais dans celui-ci la fibrine diminue, parfois si notablement qu'elle peut arriver au chiffre de 0.8 pour 1000. » Chimie appliquée à la pathologie, par A. Gauthier. MM. Becquerel et Rodier (*Chimie pathologique*, p. 127), arrivent à cette conclusion que, dans la fièvre typhoïde, le sang ne présente aucun caractère tranché et constant.

Dans ces altérations du sang de la dothiénentérie, nous ne trouvons rien qui nous porte à faire admettre une tendance spéciale de ce liquide à la coagulation. Et cependant nous savons que, pendant le cours ou la convalescence de la fièvre typhoïde, des caillots peuvent se former dans les veines, sans lésions des parois vasculaires. Le Dr Dupeyron (1) rapporte dans sa thèse inaugurale plusieurs exemples de ces coagulations intra-veineuses développées en dehors de toute trace de phlébite et qu'il nous semble difficile d'attribuer au seul ralentissement de la circulation.

1. *Des thrombo**s veineuses dans la fièvre typhoïde*, par P. Dupeyron, thèse de Paris, 1877.

Tel est l'avis de M. Ch. Robin (2). « Il importe de séparer l'étude des cas dans lesquels l'état morbide du sang
(dyscrasie) précède la coagulation et la détermine de celle
des cas dans lesquels existe une lésion primitive des parois
veineuses qui la cause, qui est primitive, en un mot. Il
faut, en d'autres termes, séparer l'étude des coagulations
veineuses sans phlébite de celle des thromboses causées par
la phlébite ou une autre altération des parois veineuses.

« Dans le premier groupe de ces coagulations se rangent
celles qui sont causées par l'état puerpéral (fait que Le-
roux et Bidault ont démontré les premiers), par les cachexies dites phlébitique et cancéreuse, la dothiénentérie.
Ce qui est primitif dans toutes ces circonstances, c'est
l'état général du sang ou mieux de la plasmine qui rend
celle-ci apte à se dédoubler et à former de la fibrine sous
de faibles influences, à se coaguler spontanément, suivant
l'expression reçue. »

Les thromboses veineuses de la fièvre typhoïde reconnaissent donc pour cause l'inopexie, c'est-à-dire cette altération spéciale de la plasmine qui la rend plus apte à se
dédoubler en donnant naissance à de la fibrine coagulable.
Elles sont analogues à celles qu'on connaît depuis longtemps dans le cancer et la tuberculose (thromboses maras-
tiques de Virchow) ; la cachexie dothiénentérique doit
prendre place à côté des cachexies cancéreuse et tuberculeuse. Or, dans une communication à la Société médicale
des hôpitaux (séance du 22 mars 1865), M. Charcot for-
mule nettement, et pour la première fois, l'influence de la

---

2. Ch. Robin, *Traité des humeurs*, p. 211.

cachexie cancéreuse sur la coagulation sanguine, non plus dans les veines, mais dans les artères, cette coagulation ayant amené la gangrène. Dans les observations de M. Charcot, l'oblitération avait siégé quatre fois sur l'une des artères sylviennes, une fois sur l'artère fémorale et une fois sur l'artère humérale. Chez tous ces sujets, les cavités du cœur gauche, les veines pulmonaires, l'aorte, ont été explorées avec soin ; il n'y existait aucune trace de concrétions fibrineuses ayant pu donner lieu à une embolie. D'un autre côté, les tuniques des artères oblitérées par les caillots étaient tout à fait saines.

Pour expliquer la production de la thrombose dans tous les cas, conclut l'auteur, il ne reste plus guère par conséquent qu'à invoquer l'influence d'une altération particulière du sang, analogue à celle qui, lorsqu'il s'agit du sang veineux, permet de comprendre l'existence des concrétions sanguines des veines chez les sujets affaiblis par une maladie de longue durée. »

Nous pourrions donc admettre que dans la cachexie dothiénentérique, comme dans la cachexie cancéreuse et dans la cachexie tuberculeuse, où l'on possède également des exemples de thrombose artérielle par inopexie (1), il se produise dans les artères des caillots oblitérateurs sous la seule influence de l'altération du sang et de son ralentissement, sans lésion des parois vasculaires. Mais nous devons avouer que nous n'avons pas d'observation où ce mécanisme puisse être affirmé. Le seul cas d'oblitération artérielle dans la fièvre typhoïde qu'il serait peut-être pos-

1. Voyez la thèse du D* Benni : *Recherches sur quelques points de la gangrène spontanée.* Paris, 1867.

sible d'attribuer à la thrombose marastique, par inopexie,
est celui du Dr Bourguet, d'Aix.

OBSERVATION XIV

(De Bourguet, d'Aix). Gangrène spontanée de la jambe à forme sèche
consécutive à la fièvre typhoïde.

Triboullay (Louis-Constant), soldat au 3° régiment d'artillerie,
âgé de 23 ans, bien constitué, d'une bonne santé habituelle, est placé
dans notre service à l'hôpital d'Aix, le 10 janvier 1860, venant du
service médical.

Il est entré le 3 décembre 1859 et a présenté tous les symptômes
d'une fièvre typhoïde ataxo-adynamique, grave, qui a fait redouter un
moment une terminaison funeste. Le 24 décembre il s'est produit un
peu d'amélioration d'une manière inespérée.

Les jours suivants, l'amélioration s'est soutenue; le malade a été
mis d'abord à l'usage du bouillon, puis de quelques légers potages,
et il est arrivé ainsi, dès le premiers jours de janvier, à manger le
demi quart matin et soir.

Le 5 janvier. — Sans cause appréciable, il est pris tout à coup
d'une douleur à la jambe droite, vers le défaut du mollet, dans la
profondeur du membre, en même temps que d'engourdissements et de
sensation de froid dans les orteils et dans le pied. Toutefois l'état général continue à être bon. Demi quart, vin vieux, cataplasme émollient
sur la jambe. Le lendemain, l'état reste le même; seulement on observe une légère tuméfaction dans le point occupé primitivement
par la douleur.

Le 8. — L'extrémité du quatrième et du cinquième orteil a pris
une teinte bleuâtre; le pied est presque entièrement froid; le malade
continue à y accuser de l'engourdissement et quelques élancements
douloureux. État général toujours satisfaisant. Demi quart, potion
avec deux grammes extrait de quinquina, deux bols camphrés et ni-

trés, application de compresses trempées dans une décoction de quinquina.

Le 9. — Les deux orteils sont presque noirs ; le troisième et le
second commencent à changer de couleur.

Le 10. — La gangrène a envahi tous les orteils ; une tumeur
fluctuante s'est formée à la jambe, dans le point où la douleur s'est
montrée de prime abord. Les orteils sont froids et noirs, surtout le
quatrième et le cinquième ; autour des parties noires, la peau est d'un
blanc sale ; un peu plus loin, elle présente une auréole rouge
foncé : l'épiderme est soulevé sur plusieurs points ; le malade
accuse une douleur obtuse dans la profondeur de la jambe, un
peu au-dessous du mollet, en dedans du tendon d'Achille, en même
temps que de la faiblesse, de l'engourdissement, des fourmillements
et une sensation de froid dans les orteils et dans le pied ; partout
ailleurs, notamment sur le trajet de la fémorale, de la poplitée, de
la pédieuse, de la tibiale antérieure, il déclare n'éprouver aucune
douleur, ni spontanée, ni provoquée par la pression des doigts. Les
battements de l'artère fémorale se sentent très distinctement ; ceux de
la poplitée sont moins distincts ; ceux de la tibiale postérieure ne se
sentent pas du tout, ceux de la pédieuse assez faiblement. Il n'existe
pas de gonflement ni d'œdème à la cuisse, non plus que dans le creux
du jarret, à la partie supérieure de la jambe et dans le pied. Pas de
ganglions engorgés. Au côté interne et postérieur de la partie inférieure de la jambe, se trouve une tumeur fluctuante, sans signes bien
marqués d'inflammation. Le pouls est petit et donne 80 à 90 pulsations ; le malade est amaigri, la physionomie exprime la souffrance et
l'abattement.

Incision de la tumeur de la jambe avec le bistouri ; issue de 80 à
100 grammes de pus sanieux, fortement sanguinolent ; hémorrhagie
en nappe qu'il est assez difficile d'arrêter.

Les jours suivants, la gangrène continue sa marche progressive,
sans que l'état général paraisse s'aggraver d'une manière notable. Les
douleurs, la faiblesse, les fourmillements, l'engourdissement, tendent
plutôt à augmenter qu'à diminuer. La mortification gagne peu à peu

le métatarse, le devant des malléoles, la partie inférieure de la jambe. La gangrène affecte la forme sèche, en sorte que le membre exhale peu d'odeur, qu'il tend à diminuer plutôt qu'à augmenter de volume, et que la peau se flétrit et se ride extérieurement, sans formation de nouvelles phlyctènes. 30 centigr. d'opium, fomentations émollientes et narcotiques, pansement de la plaie avec l'hypochlorite de soude.

Le 18, la gangrène s'est étendue jusqu'au tiers supérieur de la jambe, sans qu'on distingue dans aucun point de ligne de démarcation tranchée entre les tissus vivants et mortifiés. Les battements de la poplitée sont plus obscurs qu'au début ; ceux de la crurale sont toujours aussi distincts, et il n'existe nulle part sur son trajet ni tuméfaction ni sensibilité anormales, non plus que sur le trajet de la poplitée.

A dater du 25, l'état du malade s'aggrave sensiblement ; le membre est bientôt envahi jusqu'aux environs du genou ; la prostration s'accroît ; des symptômes adynamiques se manifestent, et le malade succombe le 31 janvier.

Autopsie 20 heures après la mort. — Émaciation générale ; plaque gangréneuse au sacrum. Ulcérations intestinales, engorgement des ganglions mésentériques, diffluence et hypertrophie de la rate ; engorgement hypostatique des bases pulmonaires ; foie ramolli, sang fluide et poisseux.

La jambe droite est complètement mortifiée jusqu'au genou. Les artères fémorale, poplitée, jambière, postérieure et plantaires, disséquées et ouvertes avec soin, ne présentent nulle part à leur extérieur ni infiltration, ni injection, ni friabilité du tissu cellulaire. Les diverses membranes qui les composent sont unies entre elles et n'offrent point d'épaississement d'induration, d'incrustations calcaires, d'hypérémie ou de ramollissement appréciables. L'artère fémorale est complètement vide de sang, l'artère poplitée également vide à sa partie supérieure, renferme dans le reste de son étendue un caillot rouge, peu adhérent aux parois du vaisseau, et se terminant en haut par une extrémité amincie, taillée un peu en biseau, de couleur rouge cerise, tandis qu'inférieurement, l'oblitération de l'artère poplitée est complète, et le caillot qui le remplit d'un rouge moins vif et un peu plus adhérent,

La tibiale postérieure est oblitérée à partir de son origine à la poplitée par le tronc tibio-péronier jusqu'à 2 ou 3 centimètres au-dessus de la malléole interne, par des caillots fibrineux plus denses et plus décolorés que ceux de la poplitée, d'autant plus denses et décolorés qu'on se rapproche de la partie inférieure de la jambe, où ils sont d'un blanc jaunâtre, sans qu'on puisse constater à l'intérieur du vaisseau aucune trace d'inflammation. Les caillots remplissent en totalité le calibre de l'artère ; ils sont plus complétement organisés et plus adhérents aux parois artérielles à mesure qu'on descend vers la malléole interne ; dans plusieurs points, surtout en bas, on les dirait composés de couches concentriques un peu friables ; les artères plantaires présentent au contraire un très petit volume, sont affaissées et renferment une très petite quantité de sang noirâtre liquide. Les artères tibiale antérieure et péronière sont oblitérées à leur origine par des caillots fibrineux moins consistants, moins décolorés, moins adhérents que ceux de la tibiale postérieure ; plus bas elles sont vides et leurs parois affaissées de même que la pédieuse.

Les veines de la cuisse et de la jambe ne présentent non plus, dans aucun point, de trace de phlegmasie.

Le cœur, le reste du système vasculaire, les autres organes de l'économie, n'offrent rien qui mérite d'être signalé. Ajoutons toutefois que, pressé par le temps, ce dernier examen est fait un peu superficiellement.

Dans cette observation, le malade a éprouvé tout à coup une vive douleur dans la profondeur du membre, en même temps qu'une sensation d'engourdissement et de froid dans les orteils et le pied ; les artères n'étaient pas douloureuses même à la pression et cependant les battements de la tibiale postérieure avaient disparu ; en un mot, les premiers signes du sphacèle se sont manifestés dès le début, sans avoir été précédés d'accidents inflammatoires du côté des vaisseaux. Évidemment l'artérite primitive ne peut être incriminée.

Mais s'agit-il bien d'une coagulation spontanée, autoch-thone, résultant de l'altération du sang ? Un caillot capable d'oblitérer une grosse artère ne se forme que par des dépôts successifs de la fibrine et les accidents se déclarent subite-ment, lorsque l'oblitération est complète. Ce début brusque est noté dans les observations de M. Charcot ; or, il appar-tient à l'embolie aussi bien qu'à la thrombose marastique, et l'examen anatomique du caillot ne pourra trancher la question, puisqu'une embolie fibrineuse lancée par le ven-tricule gauche est tout à fait semblable à un thrombus arté-riel formé pendant la vie.

On ne serait fondé à affirmer la thrombose que si l'on était certain de l'intégrité absolue des cavités cardiaques. Or, c'est précisément ce qui manque dans le cas du Dr Bourguet, et c'est ce que nous n'avons pu retrouver dans aucun des faits d'oblitération artérielle observés jusqu'ici dans la fièvre typhoïde.

Nous croyons même que la coagulation spontanée du sang doit être fort rare dans les artères et qu'elle a beau-coup plus de tendance à se produire dans le cœur. Sous ce rapport, nous sommes pleinement de l'avis du D^r De-bierre (1). « Nous nous demandons si ces thromboses ma-rastiques dues en partie à la diathèse inopectique, en second lieu au ralentissement du cours du sang n'auraient point beaucoup plus de tendance à se former dans le cœur, où se trouvent des cordages, des colonnes, des anfractuosités, que dans les vaisseaux artériels lisses et polis. Si à cela nous ajoutons la grande fréquence de la myocardite dans la fièvre typhoïde, et partant le ralentissement du courant sanguin (parésie cardiaque), nous arrivons à conclure que nous avons neuf chances sur dix pour que ces caillots se forment dans le cœur et non dans les vaisseaux artériels lisses et à courant moins ralenti que dans le cœur. »

Quoi qu'il en soit, l'état inopectique du sang contribue pour une large part à la production si facile des oblitérations artérielles quand les parois vasculaires viennent à s'enflammer dans le cours et par le fait même de la fièvre typhoïde.

CHAPITRE III

CONSÉQUENCES DES OBLITÉRATIONS ARTÉRIELLES
DANS LA FIÈVRE TYPHOÏDE

Lorsqu'un tronc artériel se trouve oblitéré, qu'il le soit par une embolie ou par des caillots consécutifs à l'inflammation des parois vasculaires, le sort ultérieur des parties sous-jacentes à l'oblitération est entièrement subordonné à la manière dont va se comporter la circulation collatérale ; car il n'y a pas lieu de songer, dans la fièvre typhoïde, au rétablissement du courant sanguin dans le vaisseau oblitéré.

Nous savons que l'obstruction d'une artère principale d'un membre s'annonce par une violente douleur attribuée à la nutrition défectueuse des rameaux nerveux (Emmert) et accompagnée d'une pâleur de la peau et d'un refroidissement des parties auxquelles se distribuait le vaisseau devenu imperméable. Si la circulation collatérale intervient, le premier étonnement de l'organe cesse, un nouvel équilibre tend à s'établir, et, selon que le retour du liquide nourricier par les voies anastomotiques est plus ou moins parfait les troubles primitifs s'effacent plus ou moins complètement.

Mais, si le sang se coagule dans les rameaux du tronc obturé, soit par extension de l'artérite, soit par des embolies secondaires détachées du premier caillot oblitérateur et entraînées dans les ramifications plus fines, la circulation collatéralo no s'établit pas ou s'établit d'uno façon insuffisante. L'organo reste alors soustrait à l'abord du sang ; sa nutrition se suspend, il se mortifie, se nécrose. A la pâleur, à la lividité des parties avec refroidissement, qui constituent les phénomènes préparatoires de la mortification, succèdent les signes de la gangrène confirmée : apparition do taches grises ou ecchymotiques, soulèvement de l'épidermo sous l'aspect de phlyctènes remplies d'une sérosité roussâtre, formation d'eschares caractérisées par leur insensibilité complète et tendant à prendro uno teinte de plus en plus foncée. Le membre devient sec, momifié, quelquefois sonoro à la percussion comme un morceau do bois ; la coloration est foncée et l'aspect rappelle celui du charbon.

A ces symptômes locaux, il faut ajouter la douleur. Elle est profonde, donne une sensation intolérable de brûlure, d'arrachement, de broiement. Cette douleur spontanée, insupportable, arrachant des cris au malade, coïncide avec la suppression complète de la sensibilité de contact et de la douleur provoquées (anasthésie douloureuse). Son existence prouve combien le tissu nerveux résiste longtemps à la destruction, au milieu de la mortification générale des parties molles. Elle disparaît lorsque les tubes nerveux ont succombé à leur tour.

En même temps que la mortification se produit, il se développe tout autour une inflammation éliminatrice, une ligne de démarcation qui s'accentue de plus en plus ; le mort est définitivement séparé du vif et s'en détache sous forme d'escharo ; il reste une véritable surface suppurante, un ulcère.

Ces phénomènes de gangrène sèche, nous les avons vus

se développer dans toutes celles de nos observations où l'oblitération artérielle a été complète (seule, l'observation IX nous présente un exemple de rétablissement de la circulation collatérale à la suite d'une obstruction de la tibiale postérieure). C'est que, dans la fièvre typhoïde, se trouvent réunies toutes les conditions qui empêchent le développement de la circulation collatérale : débilité du malade, diminution de l'impulsion cardiaque par le fait de la myocardite, inflammation primitive ou consécutive des parois artérielles qui perdent ainsi leur élasticité, altération du sang.

L'oblitération de l'artère principale d'un membre survenant dans la dothiénentérie est donc presque fatalement suivie de la gangrène sèche de ce membre. Et dans ce résultat malheureux, dont l'obstruction vasculaire est la cause occasionnelle, on ne saurait refuser toute influence à la fièvre typhoïde.

Nous nous rangeons entièrement à l'opinion du docteur Benni qui, après avoir passé en revue les différentes théories proposées pour expliquer la gangrène typhoïde, conclut en ces termes : « Une disposition générale domine évidemment tous ces cas ; l'état du sang, l'affaiblissement extrême, les miasmes de l'hôpital sont les causes prédisposantes, un arrêt de la circulation artérielle la cause prochaine (1). »

Trousseau ne pense pas autrement. « Si le sphacèle de tout un membre ou d'une grande partie de ce membre, se déclarant spontanément dans le cours ou à la fin d'une dothiénentérie, reconnaît incontestablement pour cause l'o-

---

1. Benni. *Recherches sur quelques points de la gangrène spontanée;* thèse de Paris, 1867.

blitération d'une artère ou d'une veine ; si cette oblitération vasculaire, si l'artérite ou la phlébite qui ont active-
ment contribué à la produire, ont eu pour point de départ
la présence d'un caillot sanguin, dont la formation doit
être attribuée à un état dyscrasique particulier du sang,
qui se retrouve dans d'autres maladies très différentes de
la fièvre typhoïde, il est aussi incontestable que cette
cause mécanique ait agi d'autant plus énergiquement ici
que, indépendamment d'elle, la tendance notable à la
mortification des tissus est un des caractères de la putridité
parfois si prononcée dans la pyrexie qui a été l'objet de
ces leçons. •

CHAPITRE IV

DIAGNOSTIC ET PRONOSTIC

L'oblitération d'une artère volumineuse se reconnaît facilement aux divers symptômes que nous avons énumérés dans le chapitre II : douleur plus ou moins atroce, cessation des battements, engourdissement, paralysie, refroidissement des parties que le sang n'aborde plus.

Mais là ne doit pas se borner le diagnostic, car, il est de la plus haute importance, pour le pronostic et le traitement, de savoir si l'oblitération a été le résultat d'une embolie ou de l'inflammation des parois vasculaires. Aussi, croyons-nous utile de résumer ici les données de ce diagnostic différentiel qui présente parfois de grandes difficultés et que nous avons déjà exposé dans nos considérations sur l'origine des oblitérations artérielles dans la fièvre typhoïde.

La généralisation des douleurs, la suppression immédiate des battements artériels, coïncidant avec l'engourdissement, le refroidissement et l'aspect cadavéreux de l'organe frappé (membre, le plus souvent), en un mot, l'apparition brusque et comme foudroyante des accidents, précédée presque toujours de troubles cardiaques, a quelque chose de tellement solennel, pour ainsi dire, que le doute n'est pas permis : l'embolie est évidente. Remarquons que la légèreté apparente des troubles cardiaques ne doit pas faire hésiter un instant, puisque nous avons vu par nos observations qu'il était possible de ne rien constater autre chose que les signes d'une myocardite, même peu intense, alors que cependant des caillots volumineux avaient pris naissance dans les cavités cardiaques. « La myocar... ..., dit M. Hayem, qui a été le point de départ des accid... mortels a pu être diagnostiquée. Mais cette myocardite é... plus développée que nous ne le pensions. A lui seul, le fait actuel suffirait à établir que, dans la fièvre typhoïde, la lésion du muscle cardiaque peut être très profonde, sans que les accidents physiques et fonctionnels soient très accusés. Si cette myocardite a donné lieu pendant la vie à quelques signes particuliers, il n'en a pas été de même de la formation des caillots ventriculaires pariétaux. Rien n'est venu attirer notre attention sur la possibilité de cette complication. C'est du reste la règle en pareil cas et ce n'est guère qu'à l'autopsie qu'on découvre ces coagulations sanguines. Comme elles siègent ordinairement vers la pointe de l'organe et n'ont que des rapports éloignés avec les orifices, elles gênent peu les contractions du cœur et ne produisent que rarement des bruits anormaux. »

Si au contraire les accidents débutent par une douleur manifestement étendue sur le trajet connu d'une artère ; si les battements diminuent peu à peu, deviennent inégaux, et finissent, au bout d'un temps variable avec le calibre du vaisseau, mais toujours assez court, par disparaître tout à fait, pour céder la place à un cordon dur et roulant sous le doigt ; si alors seulement la paralysie, le refroidissement et l'aspect cadavéreux se manifestent dans les parties sous-jacentes, il y a tout lieu de penser que l'oblitération a eu pour cause une inflammation aiguë des parois artérielles.

L'observation attentive des phénomènes de début et de la marche des accidents est donc le seul moyen sûr d'arriver au diagnostic. Souvent les douleurs de l'artérite sont mises sur le compte d'une simple névralgie ; et l'attention du médecin n'est attirée qu'au moment où l'obstruction vasculaire est complète et où se manifestent les signes avant coureurs de la gangrène. Ceux-ci paraissent avoir été instantanés et l'embolie est incriminée à tort.

Au point de vue du pronostic, l'oblitération d'un tronc artériel dans la fièvre typhoïde est toujours une complication grave.

Nous savons, en effet, qu'elle aboutit presque fatalement à la gangrène sèche. Or, nous avons recueilli, dans les auteurs français, 20 cas de gangrène des membres ou de la face (obs. IV du mémoire de Patry) à la suite d'oblitérations artérielles dans la dothiénentérie, et, sur ces 20 cas, la mort est survenue 8 fois, soit au début des accidents, soit à une période plus avancée, les sujets, déjà profondément débilités par la maladie antérieure, n'ayant pu suffire au travail de suppuration, d'élimination et de réparation de la gangrène.

Il faut cependant établir une distinction entre la gravité de l'embolie et celle de l'artérite.

Depuis les travaux de Cruveilhier, on admet que le premier résultat d'une inflammation siégeant dans la paroi d'un vaisseau quelconque, c'est la coagulation du sang contenu dans ce vaisseau.

Il est, en effet, certain que le sang ne reste liquide qu'autant que la tunique de Bichat lui présente cette surface unie et légèrement humide qui lui est propre à l'état normal. Lorsque cette tunique perd son poli, comme cela arrive dans l'artérite, lorsqu'elle est érodée, que des lambeaux soulevés forment des pointes rudes et irrégulières, il n'est donc pas étonnant que la coagulation s'effectue avec une grande rapidité. Mais cette règle, que Cruveilhier a cherché à ériger en loi, n'est pas sans exception : les deux cas de M. le professeur Potain (obs. VII et VIII), de même que celui du Dr Burlureaux (obs. IX) en fournissent des exemples ; le mémoire de Legroux sur les polypes artériels en contient plusieurs autres.

Lors même que l'artérite arrive à produire l'oblitération du vaisseau atteint, elle n'y parvient qu'au bout d'un certain temps, laissant ainsi à la circulation collatérale la possibilité de s'établir. S'il s'agit au contraire d'un embolus, la circulation est interrompue tout d'un coup et d'une manière absolue ; les voies anastomotiques ne se développent pas et ne rétablissent pas le courant sanguin dans les parties sous-jacentes au point oblitéré, puisque dans toutes nos observations la gangrène a été la suite de l'embolie.

En outre, la formation de caillots dans les cavités cardiaques est un accident de la plus haute gravité qui expose à des oblitérations artérielles multiples dans les membres, les viscères, rate, foie, reins (obs. I et II), cerveau (obs. V).

CHAPITRE V

Nous indiquerons : 1° le traitement de l'artérite avant
l'oblitération ; 2° la conduite à tenir, une fois que l'oblitération est produite ; 3° le traitement de la gangrène consécutive.

1° L'artérite aiguë peut parfaitement ne pas entraîner
l'obstruction complète du vaisseau, ainsi que cela ressort
des observations VII et VIII. Mais il serait téméraire de
compter dans tous les cas sur un résultat aussi favorable et
d'assister les bras croisés à l'évolution de la maladie. Aussitôt que, dans le cours où la convalescence d'une fièvre
typhoïde, des douleurs se manifestent sur le trajet d'une
artère et s'accompagnent d'une diminution dans l'énergie
des pulsations, il faut immédiatement songer aux conséquences possibles de cette complication et combattre prompte-
ment l'inflammation pour tâcher de l'enrayer dans sa
marche. Il est alors indiqué de recourir sans hésitation au
traitement antiphlogistique : sangsues appliquées sur le
trajet du vaisseau malade, fomentations émollientes, frictions
mercurielles.

Ce n'est pas qu'il faille, à l'exemple de Dupuytren et
de ses disciples, attendre de cette médication des résultats
merveilleux et toujours infaillibles. Nous avons vu en effet
que, deux fois, le Dr Patry l'a employée (Obs. XII et

XIII), et que dans les deux cas la coagulation sanguine ne s'en est pas moins produite jusqu'à oblitérer complète-ment les vaisseaux atteints. Il est certain néanmoins que, dans l'observation XII, l'application de sangsues répétée deux jours de suite (six le premier, quatre le second) a paru retarder la marche des accidents. Aussi croyons-nous que le traitement antiphlogistique doit être tenté dans tous les cas où l'artérite est primitive.

2° L'oblitération une fois produite, l'idée se présente tout naturellement à l'esprit de chercher à obtenir la dis-parition du caillot obturateur. Malheureusement nous ne possédons aucun agent capable, par son mélange avec le sang, de dissoudre un caillot, et l'emploi, dans ce but, des alcalins, du nitre, n'a donné aucun résultat. Bien plus, on doit redouter la fonte de ce caillot, le détritus moléculaire qui irait provoquer plus loin des embolies secondaires, obstruer les rameaux artériels encore perméables et rendre impossible le développement de la circulation collatérale. Il est donc indiqué de favoriser l'organisation du caillot ; pour cela, il faut tonifier le malade, le nourrir, si c'est possible, en un mot, s'attaquer à la cachexie qui, souvent, est la cause première du mal.

En présence d'une oblitération artérielle, il y a deux indications principales à remplir : calmer les douleurs qui sont toujours vives, activer la circulation collatérale qui est languissante dans la fièvre typhoïde.

On pourrait être tenté d'essayer les applications chaudes, afin de dilater les vaisseaux et de les rendre ainsi plus accessibles à l'abord sanguin. Mais les malades ne les supportent guère, vu la recrudescence qu'elles occasionnent des douleurs névralgiques. Pour calmer ces dernières, le meilleur moyen est encore le froid : lotions plusieurs fois par jour avec de l'eau très fraîche, de la neige ou de la glace fondue. On peut aussi employer les bains généraux, les frictions narcotiques, les injections hypodermiques de morphine.

On favorisera le développement de la circulation collatérale en stimulant la circulation générale, en renforçant l'impulsion du cœur pour qu'il chasse le sang avec plus d'énergie dans la partie anémiée. Localement, les frictions douces et prolongées avec des flanelles imbibées de liquides stimulants, tels que le vin aromatique, l'alcool camphré, l'eau de Cologne, etc., seront d'une grande utilité.

3° Il est malheureusement de règle dans la fièvre typhoïde que, malgré tout, la gangrène s'empare des parties soustraites à l'abord du sang par le fait de l'oblitération artérielle.

En présence de la gangrène confirmée, il faut :

a. — En arrêter les progrès et combattre les symptômes locaux qui l'accompagnent.

b. — Favoriser l'élimination spontanée des parties gangrénées, ou bien effectuer cette séparation par l'amputation, s'il s'agit d'un membre.

d. — Conduire la plaie qui succède à parfaite cicatrisation.

Il va sans dire que, outre ce traitement local, on doit soutenir l'organisme, par une médication générale : toniques, ferrugineux, quinquina, nourriture substantielle lorsque l'état du malade le permet.

La première indication sera remplie par l'emploi des

moyens qui activent la circulation collatérale et que nous venons d'énumérer.

La séparation des tissus gangrénés d'avec les parties vivantes est le résultat de l'inflammation éliminatrice. Lorsque celle-ci s'établit franchement et modérément, les pansements simples suffisent pour amener la chute des eschares. Si elle est trop vive, on emploie les antiphlogistiques, les cataplasmes émollients. Lorsqu'au contraire, l'inflammation est languissante, on doit avoir recours aux topiques excitants : fomentations aromatiques, poudre de quinquina.

Pendant le travail éliminatoire, il faut chercher à atténuer la fétidité des exhalations qui émanent des foyers gangréneux. La poudre de charbon, le chlorure de soude, et surtout l'acide phénique, le permanganate de potasse sont mis en usage dans ce but.

Amputation dans la gangrène des membres. — Lorsqu'un membre est gangréné dans toute son épaisseur, doit-on pratiquer l'amputation ou laisser à la nature le soin d'éliminer les parties mortifiées? La question ne peut être résolue que par la comparaison des avantages que procure l'opération et des dangers qu'elle fait courir au malade.

« L'amputation débarrasse les malades d'un membre mort qui doit rester uni aux parties vivantes pendant des mois, et qui exhale une odeur infecte et repoussante.

« Elle donne un moignon dont la cicatrice est régulière, tandis qu'à l'élimination spontanée succède une plaie irrégulière dont la cicatrice mince, qui recouvre les os, s'ulcère à la plus légère violence (1). »

1. M. Raynaud : article Gangrène, in Nouveau dictionnaire de médecine et de chirurgie pratiques.

Voilà certes des avantages incontestables, mais qui ne sont pas suffisants pour justifier l'amputation, si les dangers de l'opération sont plus grands que ceux que courent les malades abandonnés aux efforts de la nature. Examinons.

Le travail éliminatoire exige toujours plusieurs mois avant d'être achevé : dans le cas de A. Favre, il a duré sept mois ; il n'était pas terminé au bout de quatre mois dans le fait de Moran, et le malade du D' Bourdeau n'était pas encore guéri complétement au bout de 11 mois. Ce travail occasionne une suppuration abondante, et les patients, déjà très affaiblis par la maladie antérieure, sont livrés à l'absorption continuelle de liquides septiques, avec tous ses dangers. Bourgeois a laissé mourir ainsi un de ses malades, au bout de huit mois et demi de souffrances. Notre malade de l'observation III, qui a été opéré plus d'un mois après le début de la gangrène, alors que les parties molles de la jambe se trouvaient presque complétement détachées, s'affaiblissait chaque jour davantage, et malgré ce mauvais état général, l'amputation a parfaitement réussi.

Nous avons rassemblé vingt cas de gangrène survenue dans la fièvre typhoïde, à la suite d'oblitérations artérielles. Onze de ces malades ont été abandonnés aux efforts de la nature : six ont succombé, cinq ont survécu. Neuf ont été amputés : sept ont guéri, deux seulement ont succombé, et encore, dans le cas de M. Hayem, la mort paraît avoir été le résultat des embolies multiples plutôt que de l'opération pratiquée.

Trudeau, dans un mémoire à l'Académie de médecine où il prescrit l'amputation dans la gangrène, rapporte quatre cas de sphacèle où deux amputations ont été suivies de guérison et où la mort est survenue chez les deux malades non opérés.

En présence de ces résultats, nous croyons que, dans les gangrènes spontanées des membres qui compliquent la fièvre typhoïde, l'amputation est nettement indiquée, toutes les fois que l'état du malade ne s'y oppose pas absolument. Et nous empruntons à M. Maurice Raynaud les règles que doit suivre le chirurgien dans cette circonstance.

a. — En général il faut attendre que la mortification ait arrêté ses progrès. Il est en effet impossible de prévoir si la région sur laquelle on opère est pourvue d'assez de vaisseaux pour subvenir à la vie du moignon, lorsqu'on pratique l'amputation avant que le sphacèle soit limité.

b. — L'amputation dans les parties sphacélées est tombée dans l'oubli, ce n'est à proprement parler que l'élimination spontanée d'un membre sphacélé que le chirurgien favorise de la même façon qu'il aide à la chute d'une eschare.

c. — En conséquence, on devra toujours pratiquer l'amputation dans des régions absolument saines. Il faudra donc examiner avec soin l'état des parties où l'on a à appliquer le couteau, et chercher minutieusement si les tissus sous-jacents à la peau ne sont pas affectés à une plus grande profondeur que la peau elle-même, et comme ce cas est de beaucoup le plus fréquent, la prudence exige que l'on opère assez haut.

A la suite d'une amputation, il arrive que les lambeaux se gangrènent en totalité ou en partie. Il faut chercher à limiter la mortification ; mais on ne doit pas tenter une nouvelle amputation à moins d'indications exceptionnelles.

Noms des auteurs	Sexe des malades	Âge	Époque d'apparition des accidents	Membre atteint	Amputation		Malades abandonnés à eux-mêmes		
					Guérison	Mort	Guérison	Mort	
A. Favre, 1821	Jeune homme	17 ans	»	Pied gauche	»	»	1	»	L'élimination spontanée a duré sept mois.
Alibert, 1828	Id.	19 ans	Convalescence	Jambe droite	1	»	»	»	
De Laroque, 1847	Jeune fille	»	Id.	Jambe gauche	1	»	»	»	
Bourgeois, 1857	Id.	16 ans	12e jour	Jambe droite	»	»	1	»	
Bourgeois, 1857	Jeune garçon	12 ans	3e septénaire	Les deux jambes	»	»	»	1	
Bourguet, 1861	Jeune homme	23 ans	33e jour	Jambe droite	»	»	»	1	
Blondeau, 1862	Jeune garçon	10 ans	30e jour	Pied droit	1	»	»	»	
Patry, 1863	Jeune homme	23 ans	14e jour	Membre inférieur gauche	»	»	»	1	
Patry, 1863	Jeune homme	18 ans	18e jour	Main gauche	»	»	1	»	L'élimination spontanée a été hâtée par la désarticulation carpo-métacarpienne.
Patry, 1863	Homme	31 ans	14e jour	Jambe droite	»	»	»	1	
Patry, 1863	Jeune homme	22 ans	15e jour	Moitié gauche de la face	»	»	»	1	
Morax, 1869	Homme	35 ans	Convalescence	Jambe gauche	»	»	1	»	Le travail d'élimination n'était pas terminé au bout de quatre mois.
Cauvy, 1871	Jeune garçon	11 ans	Début de la convalescence	Jambe gauche	1	»	»	»	
Caury-d'Agde. 1871	Jeune garçon	11 ans	37e jour	Jambe gauche	1	»	»	»	
Bourdeau, 1874	Homme	»	11e jour	Les deux pieds.	»	»	1	»	Au bout de onze mois, la guérison n'était pas encore complète.
Hayem, 1875	Jeune fille	23 ans	13e jour	Les deux membres inférieurs	»	1	»	»	Embolies multiples.
Valette, 1876	Id.	18 ans	»	Pied droit	»	1	»	»	État général très grave au moment de l'amputation.
Lereboullet, 1877	Jeune homme	22 ans	9e jour	Jambe droite	1	»	»	»	Embolies multiples.
Frison et Mercier, 1878	Jeune homme	21 ans	10e jour	Les deux jambes	»	»	»	1	
Maldant, 1878	Jeune homme	21 ans	24e jour	Jambe gauche	1	»	»	»	
					7	2	5	0	

CONCLUSIONS

Les oblitérations artérielles qui surviennent dans le cours ou la convalescence de la fièvre typhoïde reconnaissent une double origine :

1° L'embolie cardiaque.

2° La thrombose artérielle qui, peut-être, est due dans certains cas à une altération spéciale du sang (inopexie) aidée du ralentissement de la circulation, mais qui, plus souvent, est le résultat de l'artérite aiguë.

Celle-ci n'aboutit pas toujours à l'oblitération du vaisseau.

Les obstructions artérielles constituent une complication grave de la fièvre typhoïde ; elles amènent presque constamment la gangrène sèche des parties soustraites à l'abord du liquide sanguin.

Les artères des membres sont le siége de prédilection de ces oblitérations. Les membres gangrenés doivent être amputés, dès que le sphacèle est limité.

———

Imp. A. DERENNE, Mayenne. — Paris, boulevard Saint-Michel, 52.

Imp. A. DERENNE, Mayenne. — Paris, boulev. Saint-Michel, 52.

www.ingramcontent.com/pod-product-compliance
Ingram Content Group UK Ltd.
Pitfield, Milton Keynes, MK11 3LW, UK
UKHW020317130726
13696UKWH00003B/1105